Curación con hierbas

Curación con hierbas

Judith Hoad

Grupo Editorial Tomo, S.A. de C.V.
Nicolás San Juan 1043
03100 México, D.F.

1a. edición, enero 2002

Copyright © 1996 por Judith Hoad
Título original: Healing with Herbs
Primero publicado por Gill & Macmillan Publishers
Dublín, Irlanda

© 2002, Grupo Editorial Tomo S.A. de C.V.
Nicolás San Juan 1043, Col. Del Valle
03100 México, D.F.
Tels: 5575-6615, 5575-8701 y 5575-0186
Fax: 5575-6695
http://www.grupotomo.com.mx
ISBN: 970-666-455-6
Miembro de la Cámara Nacional
de la Industria Editorial No. 2961

Traducción: Luigi Freda Eslava
Diseño de la portada: Emigdio Guevara
Diseño tipográfico: Servicios Editoriales Aguirre, S.C.
Supervisor de producción: Leonardo Figueroa

Derechos reservados conforma a la ley.
Ninguna parte de esta publicación podrá ser reproducida o transmitida
en cualquier forma, o por cualquier medio electrónico o mecánico,
incluyendo fotocopiado, cassette, etc., sin la autorización por escrito
del editor titular del Copyright.
Este libro se publicó conforme al contrato establecido entre
Gill & Macmillan Publishers y Grupo Editorial Tomo, S.A. de C.V.

Impreso en Canadá - *Printed in Canada*

Contenido

Capítulo Uno
¿Por qué remedios herbales? 7

Capítulo Dos25
Los orígenes de la medicina herbal 25

Capítulo Tres
¿Por qué se necesitan alternativas? 37

Capítulo Cuatro
Cómo cosechar 41

Capítulo Cinco
¿Qué enfermedades puedes tratar? 49

Capítulo Seis
Otras enfermedades para tratar 61

Capítulo Siete
Cómo administrar el tratamiento 69

Capítulo Ocho
Las herramientas y los materiales sin refinar ... 79

Capítulo Nueve
Defiiciones, recetas y unas cuantas fórmulas ... 87

Capítulo Diez
Fórmulas y problemas específicos 103

Capítulo Once
Estudios de casos 137

Lectura recomendada 145

Índice 147

Capítulo uno

¿Por qué remedios herbales?

La vida vegetal se ha empleado como alimento y medicamento todo el tiempo. En China e India, la medicina herbal tiene una historia continua que se remonta a miles de años. Los chinos aún emplean un texto médico que se remonta a seiscientos años antes del nacimiento de Jesús. La medicina hindú, conocida como Ayurveda, alude a textos que son incluso más antiguos. Por lo tanto, podemos inferir que las prácticas médicas a que se refieren esas obras existieron por muchos (quizá cientos) de años antes de que se escribieran los libros.

Medicina herbal y naturaleza

La medicina herbal, al ser parte integral de la naturaleza, en sí es parte integral de la vida humana, y en tanto permitamos que lo sea, es accesible para cualquiera que la desee emplear. Han existido expertos notables en todos los tiempos que han practicado y enseñado la medicina herbal. Sin embargo, por su misma accesibilidad y disponibilidad a las tradiciones locales, también la han empleado muchos miles de practicantes no profesionales, de los que la mayoría han sido mujeres.

No he escrito este libro para expertos o herbolarios entrenados sino para la variedad de practicantes no profesionales, de los que he sido una por los últimos treinta años. Como he escrito, me he concentrado deliberadamente en los trastornos que la mayoría de las personas encuentra de vez en cuando, las enfermedades comunes más que las raras. No se listan todas las hierbas que ayudan en estos problemas, pero sí las más comunes. Las plantas se encuentran con facilidad en el hábitat apropiado, y además son fáciles de cultivar.

Espero que explorar la vida vegetal de campos, parques, jardines de casas de campo o macetas de ventana con la que vives enriquecerá tu vida, como ha enriquecido la mía. La herbolaria, profesional o no, es una práctica relacionada con la naturaleza que sólo puede servir para proporcionarnos una mejor comprensión de nuestra relación con toda la vida a nuestro alrededor y alejarnos de la destructividad de la sociedad de 'dame' que el consumismo occidental ha creado.

El fracaso de la medicina ortodoxa

Conforme más personas experimentan las deficiencias de la medicina ortodoxa alopática y a veces tienen que soportar el sufrimiento de los efectos secundarios del tratamiento, son forzadas cada vez más por la desesperación a encontrar alguna forma personalmente predecible para hacer frente a accidentes y enfermedades. Algunas personas también buscan una forma más positiva para abordar el mantenimiento de la salud y el tratamiento de los trastornos. Para estas personas, lo que las impulsa no son tanto las experiencias personales de utilizar la medicina ortodoxa como la filosofía en que se sustenta.

Toda nuestra cultura está obsesionada con el materialismo cuantitativo y con los avances tecnológicos en todas direcciones... una tecnología que se basa en el principio explosivo, nunca en el implosivo. Las prácticas médicas ortodoxas, las cuales reflejan la cultura principal y las técnicas analíticas endémicas al materialismo cuantitativo, han reducido al individuo de la realidad de una amalgama de partes inseparables que se pueden agrupar y clasificar en cuatro temas, físico, emocional, mental y espiritual (pero que no se pueden separar), a un 'caso' de lo que parezca ser el problema en un momento dado. El tratamiento que ofrece la ortodoxia estará diseñado para matar a la bacteria, virus, célula cancerígena o lo que sea que invada a la persona. Por otro lado, la medicina herbal, utiliza criaturas llenas de energía natural (plantas), y trata de restaurar la energía de vida del individuo, a menudo en todos los niveles mencionados antes o al menos en más de uno de ellos.

La medicina herbal como forma de obtener el poder

En su accesibilidad, la medicina herbal se puede adoptar como un aspecto de obtener el poder. No se trata de emplear la frase obtener el poder como se usa comúnmente, para describir una condición de dogma político. En este contexto, estoy utilizando la frase para describir con exactitud el poder que tenemos que nos da la habilidad para responder (y por lo tanto de tomar respons-*abilidad*) a situaciones que surgen en nuestra vida. Algunas de estas situaciones se referirán sin poderse evitar a nuestra salud individual y al mantenimiento de la misma.

El mantenimiento de la salud no es una preocupación consciente de la mayoría de las personas. En su mayor parte, sólo es cuando experimentamos una falla en nuestra salud que respondemos dando los pasos necesarios para reajustarnos a una salud apropiada. Sin embargo, a menudo es el 'descubrimiento' de la medicina herbal o de otra de las prácticas medicinales llamadas alternativas, lo que conduce al individuo a encontrar muchas otras formas más no ortodoxas para sustentar una vida saludable y a hacer aquello a lo que todos debemos aspirar: vivir la vida al máximo potencial que nuestro cuerpo y mente nos pueda permitir.

La práctica de una herbolaria de amplia base y administración casera puede asegurar a todo miembro de la casa un sentido continuo de bienestar. Los platillos estacionales de plantas cultivadas y silvestres (en especial de las que no reciben aditivos químicos en su crecimiento o cultivo) proporcionarán salud y energía a toda persona que los coma, algo que es imposible encontrar en el carácter distintivo de finales del siglo XX con su comida rápida y satisfacción instantánea. La comida rápida es para personas que no respetan sus sistemas corporales ni comprenden las virtudes de la anticipación emocionante que crean los aromas de la cocina. Ni pueden disfrutar, ya que nunca la intentaron, la masticación lenta que extrae los variados sabores de los alimentos completos, orgánicos y sin procesar. La comida rápida es para quienes al final tendrán úlceras en el estómago, el duodeno o el colon y después esperarán una medicina igual de rápida que los arregle, mientras les permite continuar ingiriendo rápidamente la comida rápida.

La barrera de la confianza

Este libro es para personas que quieren ir más lentas, para quienes desean reconocer que todos tenemos elecciones, que es sólo nuestra falta de imaginación la que nos ciega a ellas. Por esta razón, voy a abordar la barrera de la confianza y compartir contigo historias de casos que pueden alentarte a dar el salto que supere esa barrera (ve 'Estudios de casos' en las páginas 137 a 143). Romper la barrera de la confianza es el primer paso a volverte tu propio médico.

Diagnóstico

El éxito de todas las técnicas de curación depende de un diagnóstico exacto. Este libro no es una guía para el diagnóstico. Si tienes duda sobre lo que está mal, un practicante general ortodoxo es confiable y, en consecuencia, debes ponerte en contacto con tu propio médico general. Descríbele los síntomas y signos de que eres consciente. Es útil escribirlos como una lista antes de que hables por teléfono o visites la clínica del médico. Debes ser tan breve y exacta como sea posible. Por ejemplo, si estás describiendo un dolor (el tuyo o el de otro) utiliza adjetivos como 'sordo', 'punzante', 'ardoroso', 'recurrente' o 'intermitente'; muestra el área de dolor indicando si puedes cubrirla con la punta del dedo, la palma de la mano o lo que sea que aplique. Recuerda, por supuesto, decir en qué parte del cuerpo está el dolor.

Indica si hay fiebre o no. Si no tienes termómetro, encontrarás que el entrecejo y las sienes de una persona con fiebre estarán calientes al tacto. Es probable que la lengua tenga un color rojizo; cualquier 'sarro' o 'recubrimiento' en ella será de color amarillento; el pulso puede aumentar también. Esto se puede evaluar encontrando la arteria radial en la muñeca y observando la forma de respirar de la persona. Si tiene más de cuarto latidos por un ciclo de inhalación y exhalación, es probable que tenga fiebre, en especial si también están presentes uno o más de los signos que mencioné. Si estás hablando con el médico por teléfono, esta información será invaluable para ayudarlo a llegar a un diagnóstico.

Si el médico te ofrece una receta, puede ser discreto aceptarla, es sólo un pedazo de papel. No estás obligado a obtener las medicinas ni a tomarlas. Si decides no obtenerlas, destrúyela. Esta acción es parte de desmantelar la barrera de confianza.

El remedio de rescate y el de cinco flores

Las plantas no siempre se utilizan en su forma material. En todo el libro me referiré al Remedio de Rescate y al de las Cinco Flores. Son el mismo remedio, pero con nombre distinto de las dos compañías que lo hacen. Ambos proceden directamente de la filosofía e investigación de un médico ortodoxo, el doctor Edward Bach, un hombre de gran eminencia, en honor al cual se llama una técnica de cirugía renal que aún se utiliza.

El doctor Bach abandonó la práctica ortodoxa en Harley Street, Londres, para dedicar los últimos años de su vida a la investigación y el desarrollo de una gama de treinta y ocho esencias elaboradas de las flores de plantas y árboles. El Remedio de Rescate es la única combinación de estas flores que elaboran los proveedores. Otras combinaciones son la elección del individuo o del profesional. Julian y Martine Barnard elaboran el Remedio de Cinco Flores en la Inglaterra rural, y Nelson, la farmacia homeopática, hace y suministra el Remedio de Rescate.

El Remedio de Cinco Flores y el Remedio de Rescate (a diferencia de otros remedios florales), y que también se obtienen como cremas, son muy eficientes para contrarrestar la conmoción en casos de accidente, físico o emocional, en cualquiera de las situaciones que hacen que corra la adrenalina y que producen la reacción de 'pelear o huir'. El remedio acaba con la conmoción y permite al cuerpo volverse a dedicar a su trabajo de reparación. Entre peor sea la situación, en forma más dramática funciona el remedio. Se afirma que ha salvado vidas y en mi opinión no debe faltar en ninguna casa. Llevo el mío conmigo en todo momento y es sorprendente la frecuencia con que se necesita.

Las esencias florales son diferentes a los resultados de las otras recetas, ya que están más cerca de una preparación homeopática. Además, se usan en forma más extensa que los remedios herbales no homeopáticos, para los problemas emocionales, mentales y espirituales de los que puede surgir o no una manifestación física. Lo que distingue a los remedios florales de otras preparaciones herbales es que no se indican individualmente para trastornos físicos específicos. De hecho, dos individuos que parecen estar manifestando el mismo trastorno a nivel físico, pueden necesitar una selección totalmente distinta de remedios florales.

'Intención'

El utilizar las hierbas, en cualquier forma (después de identificarlas primero y cosecharlas), es un camino para comprendernos a nosotros mismos y al medio ambiente de que formamos parte en una forma nueva y más completa. En el proceso de reaprender lo que solía ser un conocimiento común, he descubierto que mis experiencias con las plantas se han enriquecido al incorporar una 'intención' en todas mis interacciones con las plantas, en todas las etapas.

La intención es algo que formaba parte de todo aspecto de las vidas de los nativos de Norte y Sudamérica; utilizaban rituales que honraban la planta productora. Empleaban (y algunas tribus todavía emplean) peticiones, agradecimientos y el tipo de respeto que en nuestra sociedad por lo general se reserva para un igual, mientras cosechaban, procesaban y administraban sus remedios. No tengo idea cuáles eran los rituales, pero yo utilizo su intención. He descubierto que cuando hago esto soy incapaz de explotar las plantas. Sólo puedo pensar y comportarme con ellas como lo haría con cualquier vecino o amigo respetable. Esto es algo que he tenido que aprender... no lo heredé de nuestra cultura europea. Ha enriquecido mi vida y espero que enriquecerá la tuya cuando lo intentes.

El contexto en que vivimos

En mi experiencia, ningún libro sobre medicina herbal contiene las ilustraciones exactas que se encuentran en los textos botánicos creados para identificar plantas silvestres. Pero, por otro lado, los libros de botánica no describen los usos medicinales de las plantas que muestran. Por lo tanto, siempre que se me pregunta cómo distingo a una planta de otra, muestro el libro botánico, en el que no hay nada sobre la medicina herbal. Sin embargo, contienen muchas ilustraciones buenas, junto con breves descripciones de la apariencia, el hábitat y el periodo de floración de todas las plantas.

Este manual botánico aborda las plantas silvestres de mi región, así que sé que no voy a encontrar algo sobre plantas que crecen en países distantes. Esto para mí es importante ya que creo que nos sirve mejor lo que crece a nuestro alrededor que plantas desconocidas de lugares lejanos. Nosotros y las plantas, los insectos, las aves y los animales que vivimos en la misma área estamos en contexto unos con otros. Además, podemos colectar plantas que crecen a nuestro alrededor con facilidad, y saber que se colectan, preservan y guardan en forma adecuada.

El contexto es muy importante, no es sólo que yo lo crea sino que por sí mismo se hace obvio. Por ejemplo, no mucho después de comenzar a leer un libro sobre medicina herbal, notarás que existen muchas plantas diferentes que tienen una virtud muy similar (o 'beneficio para el usuario', si lo prefieres). Al consultar un libro de identificación de plantas, una diferencia entre las plantas de virtudes similares resulta ser el hábitat. La preferencia de suelos limosos, arenosos o con turba, zonas abiertas o con sombra, una altitud preferida y quizá algunas o varias tengan preferencia por crecer en un suelo y a una altura que son los mismos en que *tú* vives.

¿Alguna vez has pensado en lo diferente que sería tu vida si hubieras vivido los últimos diez años, digamos, en un tipo diferente de casa, en una calle distinta, una colina distinta, en un pueblo distinto o incluso en otro continente? Tus vecinos hubieran sido diferentes, lo mismo que las oportunidades de trabajo, incluso el idioma pudo ser distinto. Mucho más de lo que notamos, el medio ambiente de nuestra casa, el paisaje del campo (o de la ciudad), la comunidad local, las condiciones climáticas, la base geológica, los colegas y los vecinos, ayudan a amoldarnos a la persona que hemos llegado a ser en cualquier momento dado de nuestra vida.

Si hubiera seguido viviendo en una ciudad en lugar de mudarme a un área aislada del campo en 1967, aún sería una adicta al café y fumadora empedernida. Si no me hubieran crecido los dientes de lado en la mitad del paladar, quizá no hubiera descubierto a la edad de quince años que era alérgica a la penicilina, la cual me inyectaron para prevenir infecciones cuando me extirparon con cirugía cinco de los dientes problemáticos. Sin la tensión de la vida en ciudad pude dejar los cigarrillos y el café, y empezar a descubrir la sorprendente variedad de plantas que crecía en los campos y setos alrededor de mi nuevo hogar. La penicilina me produjo un brote grave de urticaria (con mucha comezón) y una fotosensibilidad permanente a la luz ultravioleta. Esto último indica que después de una buena dosis de luz solar la erupción comienza de nuevo, incluso ahora, cuarenta y tres años después.

La combinación de la cirugía dental a los quince años y el cambio al campo quince años después me dio la oportunidad de explorar las plantas que podía utilizar para medicina en lugar de ir con el médico por medicamentos que me hacían empeorar en lugar de mejorar. Para entonces había descubierto otros antibióticos a los que era alérgica y que también era alérgica al medicamento contra la alergia, ¡la antihistamina! La frustración que esto producía a algunos médicos sólo acentuaba en mí la necesidad de aprender lo suficiente para encontrar mis propias medicinas. Para entonces, también tenía hijos chicos y eso me impulsó también porque no quería que ellos tuvieran las mismas experiencias dolorosas que yo había tenido.

Por lo tanto, el contexto significa que si vives, por ejemplo, en un área de suelo calcáreo, el agua que bebes será lo que se describe como 'dura'. Se necesitará mucho jabón para hacer espuma y la tetera se cubrirá rápidamente con un depósito calizo por todo el calcio que se precipitará cuando el agua hierva. Es más probable que tengas huesos fuertes y que estés rodeado de plantas que aman la caliza. Habrá cucarachas y truchas en las aguas limpias de los ríos locales y la tierra se desaguará con facilidad. Los granjeros sembrarán acres de cereales y las vacas lecheras serán grandes y muy productoras.

Por otro lado, si vives en un área con turba, en lo que se suele llamar suelo 'ácido', es probable que los ríos tengan agua del color de la cerveza amarga, que sea suave y que sea fácil hacer espuma. Crecerán pocos cereales y lugares que corren el riesgo de inundarse por el suelo que retiene el agua. En lugar de las hayas y los castaños de suelos limosos, crecerán pinos, sauces y álamos. Habrá más pastoreo para obtener carne y menos para leche.

Lo que crece a nuestro alrededor es accesible y concuerda con nosotros porque también experimenta el mismo clima y condiciones del medio ambiente que nosotros. Si nuestro medio ambiente está muy contaminado, también lo estaremos nosotros y las plantas que nos rodean, de hecho, pocas plantas sanas crecerán en un área muy contaminada.

Si eres lo bastante desafortunado para vivir en un área de este tipo, tendrás que viajar para encontrar plantas que crezcan en un entorno saludable.

La civilización occidental y la agresión

La contaminación es un recordatorio siempre presente de que enfrentamos al principio del siglo XXI el mal uso del planeta. Las tribus dominantes (por lo general llamadas civilización occidental) han adoptado una postura agresiva y explotadora en lo que han hecho. Gran parte de nuestro idioma emplea la terminología militar: hablamos de *fortificar* el cuerpo, *combatir* la enfermedad, *conquistar* la tuberculosis, el cáncer o el SIDA. Usamos términos específicos para clasificar personas, gobiernos, patrones de conducta, grupos por edad y lo que no valoramos. Mediante esta técnica, a menos que una planta se cultive para obtener beneficios, la consideramos una 'maleza', lo que nos permite, en el mejor de los casos, ignorarla y, en el peor, destruirla. Sin embargo, esa 'maleza' es sólo una planta que crece en el lugar que escogió, podrías decir que es una 'voluntaria'.

Aunque tenemos leyes punitivas para desalentarnos del homicidio, el matricidio, el infanticidio, etc., la mayoría de los granjeros no se preocupa por rodear (o incluso empapar) las plantas que cultiva por ganancias con insecticidas, funguicidas o herbicidas. En consecuencia, las plantas cultivadas crecen saturadas en un ambiente de muerte y asesinato.

En el estado silvestre, las plantas crecen en colonias, a menudo mezcladas con otras especies de plantas que en alguna forma se apoyan o protegen unas a otras. En los días de pastos permanentes, existían campos que nunca se araban, llenos de plantas además de pastos. Estos campos se segaban para hacer forraje para el invierno y antes de que el cobertizo se llenara con la cosecha nueva de forraje, se barría el piso y la semilla así almacenada se sembraba de nuevo en los campos de pastura recién segados de manera que tenía lugar un estado de renovación constante y anual. Los animales que pastaban en esos lugares tenían el beneficio de la multiplicidad de plantas que los nutrían de diversas formas, lo que los mantenía sanos y eran saludables su leche y carne, su piel y su lana.

'Deja que tu medicina sea tu alimento y que tu alimento sea tu medicina'

Cuando un médico occidental ortodoxo califica, hace un juramento, cuyo origen se atribuye a Hipócrates, un filósofo de la antigua Grecia. El juramento es uno en que el médico promete proteger la vida de sus pacientes en todo momento. Sin embargo, los mismos médicos prestan escasa atención a algo más que se atribuye a Hipócrates: la afirmación de que debemos 'dejar que la medicina sea nuestro alimento y que nuestro alimento sea nuestra medicina'. ¿Puedes imaginar que te recomienden una hamburguesa de McDonald's para tu resfriado? Pero ingiere una ensalada mixta de diversas plantas que crecen en tu jardín, o una sopa de ortiga y nuez moscada, acompañada por una taza de té de flor de saúco y ¡estás en el camino a la recuperación!

Al buscar las 'malezas' de nuestros jardines, senderos, prados de edificios y setos, podemos familiarizarnos con nuestro medio ambiente y aprender que esas plantas tienen virtudes y gran variedad, que pueden ayudarnos, curarnos y enseñarnos a amarlas por ellas mismas y por el lugar en que crecen. De hecho, pueden volvernos a relacionar con nuestro contexto y ayudarnos a sentir la forma en que ellas y nosotros pertenecemos a donde estamos. Es irónico que muchas de las 'malezas' actuales son las cosechas cultivadas de ayer: diente de león, la acedera, el tanaceto y muchas otras que se estaban cultivando durante tiempos isabelinos y antes.

Especialización y divisiones

Identificar y poner en contexto las plantas que crecen a nuestro alrededor es algo difícil, pero encontrar una grieta en la barrera de confianza de que he hablado es algo muy distinto. Nuestra cultura dominante ha dividido a la sociedad en clases, estratificadas por ingreso o riqueza, por profesiones y oficios. Cada división se especializa en una u otra forma de especialización, cada una tendiendo a aislarnos de las demás divisiones y cada especialización actuando para negarnos el poder de responder a nuestras necesidades. Por ejemplo, pocas personas diseñan y construyen sus propias casas. Un arquitecto, cuyo diseño interpreta el constructor, hará eso por ti, y si no por ti directamente, por la asociación constructora o el ayuntamiento de donde vives.

Si algo falla en nuestra salud, pasamos la responsabilidad a nuestro médico general, el cual a su vez pasa esa responsabilidad al enviarte a ver a un 'especialista' de un hospital distante. Muchas personas se quejan de que esas personas tan altamente calificadas no las escuchan a ellas, quienes usan el cuerpo ni toman en serio lo que experimentan. También ignoran el deseo de la persona enferma de saber algo del medicamento que prescriben, qué se supone que cambia en el cuerpo y si es probable que tenga algún 'efecto secundario' (el eufemismo para una reacción alérgica) y cuál podría ser. La mayoría aceptamos esto como lo que debe ser y sin embargo, *no* debe ser de esta forma.

En forma individual, cada uno de nosotros es el experto mundial en nuestro *propio* cuerpo. Nadie más puede saber la sensación de nuestros sentimientos, sean estos físicos o emocionales. Si nos tomamos en serio, podemos enfrentar la mayoría de los trastornos que encontremos sin tener que informar nunca al médico. Por lo tanto, cuando aparezca una emergencia que no sepamos manejar, nuestra experiencia independiente nos permita comprender mejor qué ofrece un médico cuando lo llamamos.

A veces, un solo incidente puede hacer que crucemos la barrera de confianza; un momento en que no hay médico al cual 'entregarnos' para el tratamiento. Por ejemplo, un día hace poco, llevé a un grupo de adultos a unas vacaciones de campamento para aprender a ser tu propio herbolario cuando escuchamos a un niño comenzar a gritar mientras un perro ladraba. Margarita se levantó de inmediato y se alejó a la carrera, reconociendo a quien gritaba y al que ladraba. Su hijo, de seis años de edad, había sido mordido por el perro, al que había dejado con una cadena larga en el cálido sol y sin acceso a la sombra. Encolerizado por las atenciones que normalmente agradecía del pequeño, había hundido sus dientes en su brazo.

"¿Qué debo hacer?", preguntó Margarita. Tenía agua oxigenada, el mejor desinfectante; tenía un Remedio de Rescate (ve en las páginas 12 y 13 más información de estos remedios), el mejor tratamiento contra las conmociones, tenía un pequeño que confiaba en ella porque era mamá y no había un médico en kilómetros a la redonda. El agua oxigenada hizo un ruido chisporreante y burbujeó mientras oxigenaba los gérmenes. El Remedio de Rescate calmó a Carlos y permitió que su cuerpo saliera de la conmoción para dedicarse al trabajo de reparación y Margarita masticó la vulneraria que un miembro del grupo había recogido de un descuidado borde herbáceo del jardín en que nos encontrábamos. Ella aplicó la vulneraria después de que había actuado el agua oxigenada por cerca de diez minutos. La acción que llevó a cabo

Margarita fue inmediata y el resultado fue una herida limpia que se curó con gran rapidez. La siguiente vez que haya una emergencia médica directa en su familia, Margarita tendrá confianza para hacerle frente.

Botiquín de primeros auxilios

Con el fin de enfrentar una situación que requiera tratamiento, el primer requisito es un botiquín de primeros auxilios sencillo y muy accesible. En el mío conservo unas cuantas herramientas:

- tijeras
- pinzas
- palillos de madera (los palillos para salchichas también sirven para este fin)
- imperdibles (seguros)
- vendas ajustables

Por vendas ajustables quiero decir un rollo de lino, dos diferentes anchos de vendaje de crepé y un paquete de banda plastificada con apósito en el centro, de la que se puede cortar el ancho necesario cuando se requiera.

Una selección de remedios herbales que actualizo con frecuencia y Remedio de Rescate o Remedio de Cinco Flores, en forma líquida, completan el botiquín.

Tu Botiquín de Primeros Auxilios debe ser portátil, pero tu Gabinete de Medicinas o de Emergencia no necesita serlo. El gabinete de medicinas debe contener:

- ropa de cama de algodón o lino (si no la empleas normalmente en tu casa)
- mantas de algodón
- sábanas de plástico

- orinal o silla con orinal
- termómetro
- telas de algodón limpias para cataplasmas o compresas
- pañuelos de tela y de papel.

Una unidad de medida de vidrio y tus suministros médicos (herbales y de otros tipos) se pueden guardar en el Gabinete de Emergencia o en donde te parezca conveniente.

Date cuenta que si entre tus provisiones tienes remedios homeopáticos (y en este caso incluiría esencias florales, como el Remedio de Cinco Flores o de Rescate), no debes colocarlos cerca de tus preparaciones herbales o de sustancias de olor fuerte, como los aceites esenciales; esto se debe a que es probable que pierdan sus cualidades por estas sustancias.

He encontrado que después del tratamiento, un libro de anotaciones es de gran ayuda. Yo escribo cada paso en pocas palabras, en cuanto es posible, de la forma en que traté el problema y cuál fue el resultado. Este registro ha demostrado ser invaluable en muchas ocasiones.

Capítulo dos
Los orígenes de la medicina herbal

Los inicios

La curación herbal es necesaria sólo si enfermamos y el uso apropiado de hierbas puede ayudar a mantenernos con buena salud, impidiendo que se presente una enfermedad. Ésta es la forma en que la humanidad vivió por milenios. Al tomar nota de dónde vivían y prosperaban ciertas plantas o animales (o por otro lado, los lugares que evitaban) la humanidad aprendió en forma empírica sobre las energías favorables o adversas. Los lugares para dormir, para nacer, para sangrar, para cazar, para sembrar y para cosechar, se descubrieron mediante una compleja interacción de intuición y observación.

Al permitir que el espíritu vague, porque como la mente es una parte del sistema humano que puede hacerlo, el conocimiento se compartía con todas las demás criaturas vivientes. Por lo tanto, durante milenios, las plantas y los animales, tanto silvestres como domesticados, eran mutuamente interdependientes con las personas para todo lo que necesitaban en la enfermedad y la salud.

Esta interdependencia se está destruyendo en muchas partes del mundo. Por ejemplo, los ecólogos y los activistas de la naturaleza están dando publicidad a la pérdida de potenciales plantas medicinales conforme la insensibilidad reduce el bosque lluvioso de Sudamérica. Sin embargo, todo jardín doméstico y seto vivo rural representa una fuente en miniatura de plantas medicinales. Nuestro propio 'bosque lluvioso' está siendo destruido ante nuestros ojos y nadie protesta. La diferencia es que la comprensión y el uso de nuestras plantas nativas se descuidan dando preferencia a lo exótico de lugares lejanos.

A propósito, los nativos de América siempre consideraron los efectos de sus acciones en las siguientes siete generaciones, estuvieran tirando un árbol o plantando un jardín, algo que nosotros, de las partes 'sobredesarrolladas' del mundo deberíamos emular. Por esta razón, el bosque lluvioso sobrevivió hasta que los explotadores europeos arribaron para destruirlo para pastoreo a corto plazo, después de lo cual el suelo es incapaz de restablecerse y sustentar el bosque de muchos niveles que una vez fue hogar para plantas, insectos, reptiles, aves, animales y gente.

La medicina tradicional china

La medicina tradicional china puede ser un poco más reciente que el Ayurveda de la India, aunque ambas tienen antecedentes médicos que se remontan a cerca de tres mil años atrás. La medicina china se ha vuelto bastante común en partes de occidente, pero el Ayurveda es aún algo oscuro. Como los chinos, la tradición hindú aún emplea textos (en su caso, los textos religiosos hindúes) que se remontan a los tiempos más antiguos de la historia escrita. Las hierbas tienen un lugar prominente en ambas tradiciones.

La naturaleza del *qi*

Ninguna forma de medicina está aislada de la filosofía común de las personas que la practican y emplean. La filosofía china sintetiza fenómenos y reconoce a la energía como un componente del equilibrio que esa síntesis trata de lograr. La palabra que los chinos utilizan para la energía es *qi*, que a veces se escribe y pronuncia *chi*. (¿Es muy tenue como para sugerir una posible conexión entre *qi* y la palabra irlandesa para los espíritus de las plantas, el *sidhe*?) *Qi* es una palabra que está logrando la aceptación y uso entre practicantes médicos no ortodoxos de occidente, la mayoría de los cuales trabaja con la energía en alguna forma.

Los practicantes médicos tradiciones chinos, empleando el proceso de síntesis para diagnosticar y tratar a sus clientes, no usan las hierbas en forma aislada. Las herramientas y disciplinas que emplean además de las hierbas pueden ser acupuntura o acupresión, técnicas que proporcionan un acceso y pueden estimular o sedar en forma muy directa la energía que está fuera de equilibrio, la moxibustión, con artemisa pegajosa, seca y quemada, es otro proceso para estimular la energía del cuerpo, mediante las formas de ejercicios llamadas *qi gong*, el cliente puede tener acceso a los puntos de energía del cuerpo después de que se les enseña la técnica apropiada para el desequilibrio del individuo, la dieta y la meditación, y el masaje.

Qi es una palabra que se emplea para muchos aspectos de la energía y existe más de un tipo de *qi* en el cuerpo. El *qi* a que se tiene acceso en la acupuntura o la acupresión fluye por vías claras del torso, las extremidades y la cabeza. Sólo en los últimos veinte años, más o menos, se han inventado herramientas electrónicas que son lo bastante agudas para identificar los puntos que se emplean en esas vías como áreas de menor resistencia eléctrica. En la medicina china, se deben recetar las hierbas y la dieta teniendo en mente cómo su 'energía' alteraría o equilibraría el movimiento del *qi* en el cuerpo.

La herbolaria en China (como en otras tradiciones de medicinas herbales) puede incluir material no vegetal, como cuerno, cabello, huesos o piel de animales, reptiles, peces o aves. En general, las hierbas se tenían que preparar como infusión o cocimiento, enteras, de acuerdo a fórmulas, algunas de las cuales se han empleado por muchos siglos. Algunos ingredientes se queman antes de añadir la ceniza resultante a la fórmula. Existe una creciente industria herbal farmacéutica en China, que responde a las necesidades de exportadores que encuentran una demanda creciente de píldoras, tabletas, jarabes y cocimientos que aún están hechos de sustancias naturales.

Medicina herbal en América

En la conciencia occidental está emergiendo la tradición herbal de los nativos de América. Ésta también es una tradición que se remonta por muchos siglos, quizá milenios. Los registros escritos, donde existieron, fueron destruidos por los europeos invasores hace cuatro o cinco siglos, o son inaccesibles en los archivos del Vaticano, donde parece haber sido depositada la mayor parte del material que sobrevivió.

El lenguaje de una sociedad exhibe elementos básicos de la filosofía de la cultura. Mientras que los idiomas europeos se basan en objetos, los idiomas nativos americanos se basan en procesos. Las sociedades occidentales están más interesadas, filosóficamente, en objetos materiales definibles y cuantificables. Los nativos americanos hablan de la forma de alcanzar una situación y los procesos que implica la vida. En esta medida ellos, como los chinos, están más concentrados en la energía que en los objetos, en la síntesis, más que en el análisis.

Los cuatro ritos que se requieren para que un médico brujo llegue a ser un iniciado completo ilustran esta diferencia. Son ocasiones, que a veces requieren de semanas, en que lo que está bajo 'examen' no es la habilidad temporal de recordar hechos, sino la habilidad de esa persona para trabajar con situaciones, para usar la intuición al igual que el conocimiento, para tener acceso al espíritu. En esta medida, la palabra 'medicina' tiene un significado totalmente distinto para un nativo americano que para un europeo. Es una palabra que exhibe lo inadecuado de una forma lingüística para traducirse con exactitud a otra. Para un nativo americano, *medicina* parece describir el efecto que causa un suceso, un encuentro o una interacción de personas, animales o plantas, o cualquier combinación de ellos o de otras criaturas. La interacción de los espíritus de todas las criaturas tiene la misma importancia para ellos.

Único de los aborígenes de todos los continentes, en especial de América y Australia, es el sentido que tienen de que toda la vida y todos los fenómenos son parte integral unos de otros y que se deben respetar como lo que son. Su intención de amor, respeto y gratitud hacia todo y para todas las formas de vida no se encuentra difundido en Occidente. Los occidentales encuentran extraña esta actitud de respeto (es difícil encontrar una palabra que en verdad exprese la intención), más que enajenante. Sin embargo, algunos practicantes occidentales modernos están empezando a utilizar las oraciones, meditaciones y visualizaciones que producen en ellos la misma intención que deben tener para lo que han tomado del mundo vegetal o animal y para lo que sirven como intermediarios de sus clientes

Herbolaria europea

La herbolaria europea ha sido una historia distinta a la china o la aborigen. De un estado de integración con fenómenos cósmicos, en que cada hierba (cada criatura) tenía una afinidad conocida por un planeta, el conocimiento y práctica de la herbolaria ha sido proscrita, un aspecto sospechoso de lo oculto, sólo para surgir de nuevo durante el siglo XX. Para Galeno o Paracelso, o más recientemente, Gerard o Culpeper, las plantas del campo y bordes de caminos tenían muchos y diversos usos como alimentos, remedios y productos para el hogar. Por desgracia, la mayor parte de la población asume que las muchas plantas que han caído en desuso son venenosas.

Las tradiciones de la curación herbal en China e India y entre los indígenas de América no estaban confinadas a las mujeres, a diferencia de lo que sucedía en Europa. También había otras diferencias ya que las tradiciones no europeas estaban interesadas en equilibrar las energías, más que en un ajuste físico simple en que la cultura europea parece haberse concentrado. En América, China e India, las técnicas curativas (incluyendo el uso de las hierbas) se hacían más poderosas gracias al uso de la meditación, la oración y el ritual. Por lo tanto, la noción de contexto se extiende más allá del mundo físico hacia lo esotérico. Y ¿por qué no? Todos sabemos lo diferentes que nuestros estados de ánimo pueden ser en diferentes condiciones climáticas. Si nos puede afectar algo que parece ser tan efímero como el clima, ¿por qué no se debe fortalecer la medicación herbal mediante una intención bendita?

Es sólo entre las culturas indígenas (como las mujeres y su trabajo, reprimidas por cientos de años) que sobrevivió el esoterismo aliado a la curación y ahora está reapareciendo para aumentar la relación que tenemos con nuestro contexto natural y físico.

La medicina ortodoxa y la herbolaria medieval

La medicina ortodoxa moderna surgió, en cierta medida, de la herbolaria medieval. Los derivados vegetales *digitalis* (de la digital) y *belladona* (de la belladona) aún se emplean, aunque ahora se reproducen químicamente en el laboratorio, en lugar de cosecharse en el campo. Ambos pueden matar si se emplean sin comprender su poder. La *digitalis* reduce el latido cardiaco y la *belladona* induce un sueño que puede conducir al coma y la muerte. Existen unas cuantas plantas (malezas o de otro tipo) que tienen cualidades venenosas, pero como son varias, es prudente dejarse guiar por buenos libros sobre identificación de las plantas, a falta de un experto humano. Si tienes dudas, ¡no uses la planta! Pero por cada planta potencialmente venenosa, existen cientos de plantas que no sólo son seguras, sino muy benéficas.

La industrialización de la medicina occidental

La mente analítica europea buscó los detalles más delimitados hasta que al final aisló los 'ingredientes activos' de las fuentes vegetales. El resultado final fue que las fuentes originales se volvieron (y aún sigue siendo) irreconocibles. La penicilina, el primer antibiótico, se elaboró de un moho que crece en el pan. La primera píldora anticonceptiva se desarrolló de una planta que las mujeres paraguayas utilizaron por siglos para impedir el embarazo. La morfina, un potente analgésico, se obtenía originalmente de la adormidera. La ciencia analítica ha llegado a la etapa en que puede renunciar a usar la planta original y en vez crear los ingredientes activos en el laboratorio a partir de sustancias químicas. Lo que no ha podido hacer es recrear el espíritu de la planta original o darse cuenta de la necesidad de hacerlo.

Los avances de la medicina física ortodoxa en Occidente se han alejado de la integración cósmica de siglos pasados al usar muchas sustancias que están diseñadas para matar. Por ejemplo, 'Anti-biótico' significa 'anti ser vivo'. Además, a menudo se pasa por alto el hecho de que la quimioterapia y la radioterapia (o tratamiento de radiaciones) puede matar al paciente de cáncer, y a veces lo hace.

Los médicos ya no se entrenan para preparar una medicina para el paciente. En lugar de eso, dependen de una gama de empresas altamente competitivas, organizadas y multinacionales, cuya motivación primaria son las ganancias. Usan animales que de ninguna manera se parecen a los humanos, les producen enfermedades dolorosas con el fin de averiguar si alguna sustancia que están creando puede 'curarlas' o no. Las dos polaridades de las perspectivas médicas no pueden estar más distanciadas, una de ellas acentuando la integridad de igualdad de todos los seres vivos, la otra la dominación de todas las cosas por parte de los humanos para obtener beneficios materiales.

Sin embargo, la ciencia médica está descubriendo que aislar el ingrediente activo y emplearlo por un tiempo puede tener resultados inesperados y a menudo desagradables. Por ejemplo, han evolucionado cepas de las bacterias que son resistentes a la penicilina; el derivado del anticonceptivo paraguayo causaba trombosis en muchas mujeres, mientras que nunca lo había hecho cuando se usaba en su estado natural. Sin embargo, la postura autoritaria de la medicina ortodoxa es tal que muchas personas creen que no hay alternativa a tomar lo que receta el médico general o el especialista con que las enviaron.

El crecimiento de la cultura dominante

Mientras tenía lugar la industrialización de la medicina, se estaba relegando la herbolaria a la cultura popular. Llegó a considerarse una esfera de las mujeres de campo, las cuales por definición no eran sofisticadas, no tenían educación, no eran confiables y de las que se sospechaba realizaban prácticas ocultas. Esas mujeres en verdad *sabias* fueron un tiempo quienes cuidaban la salud en cada comunidad de Europa. El crecimiento de la cultura dominante, y en particular de la Iglesia dominante, empezó la denigración que se convirtió en abuso físico de las mujeres sabias, a las cuales se percibía como brujas, criaturas del mal a las que sólo eran apropiado matar. Durante la Inquisición religiosa en Europa, y al principio de la Ilustración, mataron miles de mujeres, sin una razón mejor que el uso de sustancias naturales para tratar las enfermedades, al igual que por su estudio del espíritu. Mientras miles de mujeres morían, la religión dominante y las crecientes escuelas de médicos y científicos (hombres) aumentaron su poder sobre la sociedad durante los siglos XVII y XVIII.

Aunque gran parte murió con las mujeres asesinadas, algo del conocimiento sobrevivió, pasando en secreto de madre a hija, de manera que a finales del siglo XX el conocimiento y el poder que conlleva está surgiendo de nuevo en un clima intelectualmente más liberal. La nutrición ligera de la herbolaria está volviendo, si no a la corriente principal de la medicina, al menos es una hebra de la tela de las prácticas intuitivas y holísticas de la salud que están retando el control de las terapias químicas industriales.

Aunque los hombres tomaron el poder, valoraron y separaron las destrezas de nutrición y curación de las mujeres, algunos restos del antiguo concepto de contexto e inclusión de todos los fenómenos continuó. En muchas de las 'herbolarias' de Galeno, Gerard o Culpeper, se designa a las hierbas en uno u otro signo zodiacal. También se dan consejos sobre cosechar hierbas individuales en fases específicas de la luna. Estas condiciones totalmente válidas, que han sido desechadas por la fraternidad científica más reciente, pueden ser confirmadas por la mayoría de los jardineros, los cuales saben que las plantas crecen mejor bajo una luna creciente (ya que la energía esta aumentando) y menos cuando mengua. De manera similar, es mejor cosechar las plantas en condiciones secas al principio del día, antes del medio día... de nuevo, cuando la energía está aumentando.

Un herbario moderno

Mientras los herbolarios renombrados del pasado todos fueron hombres, tenemos un notable libro de herbolaria compilado por una mujer. En la década de 1930, se publicó por primera vez el libro de la señora M. Grieve, *Un Herbario Moderno*. En él, abarcaba el conjunto de conocimientos más completo de casi todas las hierbas medicinales conocidas en Europa y Norteamérica. La señora Grieve proporcionaba detalles botánicos (aunque no ilustraciones completas), muchos nombres comunes, antecedentes históricos, usos medicinales, partes de las plantas empleadas y la forma de usarlas, además de análisis científicos de los componentes químicos. Una obra en verdad monumental, el libro nunca se ha dejado de imprimir desde la primera publicación.

Medicina herbal y homeopatía

Con su origen en la herbolaria tenemos otra de las disciplinas holísticas: la homeopatía. Mientras que la medicina oriental utiliza procesos que en su mayoría se basan en agua para utilizar las virtudes de las partes vegetales, la tradición europea también emplea un proceso extractivo basado en el alcohol: la tintura. Este proceso libera no sólo la energía alopática de la planta (la cura por opuestos) hasta cierto grado, sino que también tiene la virtud homeopática de que lo similar cura lo similar. Ninguna tintura funciona como lo haría la potencia homeopática, ya que requiere una agitación rítmica (que se conoce como sucesión), además de dilución, pero la potencia básica está presente.

Conclusión

La ciencia analítica ha definido la mayoría de las sustancias que componen cada planta y, en consecuencia, ha refinado nuestra habilidad para comprender el potencial de las plantas que tenemos. Un chef brillante no necesita saber el contenido detallado de vitaminas y microelementos de los alimentos que cocina; por la misma razón, los herbolarios no profesionales (¡los cuales también pueden ser maravillosos cocineros!) pueden emplear las plantas para mejorar la salud y corregir la enfermedad, de la forma en que lo hicieron nuestros ancestros, empleando conocimientos empíricos y experiencia.

Capítulo tres

¿Por qué se necesitan alternativas?

Reacciones alérgicas

Cuando era niña y me administraron penicilina, se describió en la forma de hablar médica de la época como que 'tenía una reacción' a ella. En la actualidad, se le llama alergia a la penicilina y si alguna vez te hospitalizan se te pregunta si la tienes o no. El área sensible en la actualidad son los esteroides. Sin embargo, en este caso, la culpa se quitó del individuo y se puso en el medicamento: tiene 'efectos secundarios'.

Si tienes alergia a la penicilina, cuando el médico desee tratarte alguna enfermedad que le parezca que necesita un antibiótico, se te ofrecerá un antibiótico que no sea penicilina. Sin embargo, si eres alérgico a un antibiótico, es posible que seas también alérgico a otros, incluso si no están relacionados genéticamente con el original. También debes tener en mente que es probable que heredes tus alergias y tendencias a tus hijos. Por lo general, se sigue la teoría de Mendel, que los hijos heredan de las madres y las hijas de sus padres.

En la actualidad, la alergia que tengo a la penicilina tiene otra clasificación, se le llama anafilaxia. Este término ha alcanzado la prominencia, no sólo por las alergias que se manifiestan sólo a los medicamentos, sino con mayor frecuencia por las reacciones alérgicas a alimentos. La alergia más ampliamente conocida es a los cacahuates. También se conocen otras a nueces, pescado, leche y productos lácteos, huevos y picaduras de abejas y avispas. A veces, una persona ha comido la sustancia muchas veces antes de tener una reacción alérgica. De la misma manera, pueden haber usado la penicilina, o recibido picaduras de avispas o abejas sin tener una reacción alérgica.

Si se ignora una reacción inicial y bastante ligera, la siguiente vez que el cuerpo encuentre el alérgeno, la reacción puede ser más dramática. En algunas personas muy sensibles, la reacción puede ser muy grave la primera vez. Leve o severa, la reacción alérgica a esas sustancias se llama *choque anafiláctico*. Puede matar, las personas con estas alergias debe usar alguna pieza de joyería sobresaliente, un pendiente o brazalete, en la que se imprima este problema.

Alternativas herbales

A los médicos les resulta difícil encontrar alternativas a los antibióticos y a menudo depende del individuo que experimenta la alergia encontrar un tratamiento alterno. Limpiadores internos efectivos que se usan como remplazo son: ajo, lampazo, acedera, hinojo, canela, salvia, romero y otros. Los limpiadores externos son: agua oxigenada, hierba doncella, hierba de San Juan y árbol de té (aceite). Si el problema es una herida o infección externa, siempre utiliza un limpiador interno además de uno externo.

El efecto de las sustancias químicas en el alimento y en las personas

Aunque no he visto un informe científico que apoye la teoría, me parece que mientras que al cuerpo humano le ha tomado generaciones adaptarse a diferentes alimentos en su estado natural y orgánico, no ha tenido tiempo para adaptarse a la exposición a alimentos con sustancias químicas tóxicas. Las sustancias tóxicas a que me refiero son las que se emplean en la agricultura. Tienen el propósito de ser tóxicas sólo para insectos, 'malezas' u hongos contra los que se emplean. Los fertilizantes químicos tienen el propósito de hacer que la cosecha crezca más rápido y más grande.

Además, los fertilizantes químicos se crean en la actualidad junto con semillas híbridas, de manera que un híbrido sólo responderá a un fertilizante químico particular, una maravilla de la ciencia moderna, hasta que te das cuenta que la semilla híbrida, como el animal híbrido que se conoce comúnmente como 'mula', es incapaz de engendrar. Por lo tanto, el uso de estas semillas significa que no se pueden guardar semillas fértiles de la cosecha de cualquier año, se deben comprar todos los años. Esto está causando una prohibición de semillas fértiles y reservadas por parte de los gobiernos que han firmado el Tratado del GATT (Acuerdo Global de Comercio y Tarifas), mientras se pone en su lugar el conjunto de híbridos y fertilizantes. Por este medio, lo renombro como Ataque Global al Comercio Tradicional. Las semillas híbridas, sin importar a cuál forma de fertilizante responden, ya que son incapaces de reproducirse después de la primera generación, carecen de fuerza de vida; por lo tanto, en último término, son menos nutritivas que sus ancestros fértiles, de los que se cultivaron.

Creo que el cuerpo humano ha encontrado muy difícil adaptarse a todas esas sustancias químicas. Si se necesitan cantidades diminutas de hormonas químicas para producir efectos profundos en el cuerpo,

¿cuánto más profundos pueden ser los efectos de estas sustancias químicas no derivadas de los humanos, en cantidades más grandes? Que el cuerpo reacciona adversamente a estas sustancias químicas se acepta en general; que el cuerpo no puede diferenciar el alérgeno químico del alimento que lo contiene y con que lo identifica originalmente, no parece haber sido considerado. 'Deja que el alimento sea tu medicina...'

Capítulo cuatro
Cómo cosechar

Qué seleccionar

Con el libro de identificación de plantas que escojas a la mano (primera ley de la botánica: lleva el libro a la planta, no la planta al libro), ve a la zona en que esperas encontrar la planta o plantas que deseas cosechar. Si deseas utilizar material vegetal fresco para cualquier enfermedad particular, ¡primero verifica que la enfermedad haya surgido en el momento óptimo del año para cosechar el material vegetal que buscas!

Si buscas flores u hojas, selecciona sólo los mejores especímenes y nunca recojas todas los que encuentres, en especial, si la planta es anual, como la eufrasia. A menos que queden plantas para producir semillas, no tendrás plantas para buscar el próximo año. Si cosechas raíces, extrae las plantas que se ven mejor. Como regla general, es mejor extraer las raíces en otoño, después que la planta ha floreado, ha producido frutos y las hojas empiezan a morir. Además de las raíces, por lo general es posible seleccionar unas cuantas flores, hojas o frutas y dejar la planta relativamente intacta; esto es lo ideal. Sin embargo, si la planta escogida es lampazo, por ejemplo, asegúrate de extraer sólo las plantas que aún no tienen las semillas espinosas. Con el lampazo, una planta bienal, es sólo la raíz del crecimiento del primer año la que se emplea.

Verifica estos tipos de detalles y recuerda cosechar sólo lo que necesitas. También necesitas tener en mente que en algunos países existen leyes para proteger las plantas que crecen silvestres. En el Reino Unido, es ilegal cosechar cualquier parte de todas las plantas silvestres. En Irlanda, sólo algunas plantas están protegidas por la ley. Por otro lado, los constructores de casas y de caminos no tienen estas restricciones en sus actividades. Por lo tanto, si descubres escavadoras a punto de dirigirse a un lugar que es hogar para algunas plantas, sin importar lo raras que sean, extráelas y trasplántalas a un medio ambiente similar con la esperanza de que crezcan. Si no se puede, cosecha todo lo que puedas, con impunidad.

Si tienes jardín, o incluso una maceta de ventana, puedes desear cultivar hierbas medicinales para ti. Las semillas de las plantas silvestres, a menudo de propagación orgánica, se pueden obtener de proveedores especializados.

Si ya eres jardinero y empiezas a añadir una nueva área de plantas medicinales, examina con cuidado todas las plantas antes de desyerbar tus lechos cultivados. Puedes encontrar plantas útiles, como el llantén de hoja de espada, la acedera o alguna otra útil planta culinaria o medicinal que te ha honrado al escoger crecer allí. La mayoría de esas plantas se transplantan bien. Por otro lado, podrías querer dejar que crezca en donde escogió brotar.

Dónde cosechar

Éste es un tema que reduce seriamente el número de sitios en que se puede cosechar. En realidad, es más fácil expresar dónde no cosechar.

Evita las orillas de los caminos y los setos vivos por los dañinos residuos de los escapes de los autos, plomo, azufre, etc. Además, evita cualquier lugar en un radio de 100 metros (110 yardas) de alambres eléctricos de alta tensión, o a la misma distancia de alguna forma de transmisor de radio o radar, o a la vista, sin importar la distancia, de cualquier transmisor de microondas. En un radio de diecisiete kilómetros de una planta de energía nuclear toda la vida vegetal estará deteriorada en alguna forma o habrá absorbido algo dañino por su proximidad a un agente contaminante. Lo mismo se aplica a cualquier planta a menos de ocho kilómetros de una unidad de producción industrial con chimenea.

De manera similar, no es aconsejable cosechar vida vegetal de tierras que han estado sometidas a cualquier forma de fertilizante químico, herbicida, insecticida o funguicida o en los bordes o setos que rodeen a cualquier campo tratado de esta forma. Incluso si las plantas han sobrevivido a la envestida, muchas de ellas habrán absorbido parte de las sustancias, las cuales pueden resultar venenosas para las personas o, en algunos casos, causar una reacción alérgica, ¡por completo lo opuesto de lo que procuras hacer!

Llegarás a conocer el área en que vives muy bien y puedes tener que recorrer una gran distancia para encontrar plantas con una salud óptima. Por supuesto, esto sólo significa lo mejor que puedes encontrar, *ninguna* planta es en la actualidad tan sana como las plantas de antes de la industrialización, la agricultura química, el accidente nuclear de Chernobyl, las pruebas de bombas atómicas o el aumento de luz ultravioleta que procede de los agujeros en la capa de ozono. En este último caso, algunas plantas se llaman ahora indicadoras de UV porque su tasa germinación ha sido afectada adversamente por el aumento en la luz ultravioleta de tal manera que se puede cuantificar el grado de irradiación. De manera similar, la incidencia de diferentes tipos de líquenes se puede emplear para determinar no sólo el grado de contaminación industrial, sino el tipo de sustancia química en cada caso.

Por lo tanto, el consejo es, siempre que se sigan los criterios que se han enumerado, cosecha en cualquier lugar en que tengas permiso. No omitas el pedir permiso ya que no sólo es descortés sino que en muchas partes también es ilegal.

Cuándo cosechar

¡Es fácil! Para obtener flores, hojas y frutas para secar o para procesarlas de otra manera y volverlas medicinas, cosecha sólo en buen clima, cuando el material vegetal no tenga rocío o gotas de lluvia y antes del medio día. Asegúrate que las flores y las frutas estén en la mejor condición, abiertas al máximo o a punto de estar en su momento de máxima madurez y con la cáscara intacta. Las hojas se deben cosechar en cuanto empiezan a aparecer los botones florales anuales. Después, las energías de la planta pasarán a las flores como preparación para dar frutas y el momento apropiado se habrá perdido. Esto es particularmente importante con las hierbas anuales y perennes más pequeñas, como la familia de la menta, la salvia, etc.

Las hojas siempre verdes, como las de hierba doncella, se pueden colectar cuando sea necesario. Las semillas del tipo del mastuerzo, se deben cosechar antes de que empiecen las heladas y mueran los zarcillos suculentos de la planta. Sin embargo, la fruta de los arbustos, la rosa silvestre, el espino y el endrino se deben dejar para cosechar *después* de las primeras heladas, ya que las fibras de la fruta se suavizan y la helada mejora el contenido de azúcar.

En ocasiones se recolecta la corteza, por ejemplo, del olmo norteamericano. En este caso, es la corteza de las ramas delgadas la que se cosecha a finales de la primavera, antes de que las hojas empiecen a formarse. Si se toma la corteza del tronco o de las ramas grandes, en especial si se toma de todo alrededor del tronco o la rama, el árbol morirá.

Cómo cosechar

Para flores como rosas, dientes de león, prímulas, violetas, celidonias, etc., usa los dedos con suavidad. Para las umbelíferas, flores que crecen en racimos de pequeñas florecillas, como el saúco o ulmaria, usa tijeras y corta el tallo a 10 ó 15 centímetros detrás de la parte florífera. No manejes las delicadas florecillas porque se dañan con mucha facilidad mientras están frescas, lo que puede arruinarlas.

En manojos de media docena, más o menos, coloca las floraciones en una bolsa de papel de estraza y sella la boca de la bolsa alrededor de los tallos con una vuelta de hilo o de cuerda. Estas bolsas se obtienen con facilidad en cualquier tienda de venta de mayoreo de papel o quizá puedas persuadir a un vendedor amigable para que obtenga 1,000 para ti del tamaño más grande posible. No son costosas y se pueden usar una y otra vez si tienes cuidado, de manera que son una buena inversión.

Lleva tu cosecha a casa con los lazos suspendidos de los dedos para evitar aplastar las flores, aunque es menos probable que se dañen una vez que las protege el papel. Cuelga las bolsas en una atmósfera cálida, lejos del calor directo o de la luz directa. Si tienes un tendedero para la ropa, en especial del tipo antiguo que se cuelga del techo, es un lugar ideal para que se sequen las flores.

Otra idea es suspender las bolsas de ganchos de ropa y éstos de la parte superior de la puerta de un armario ventilado, dejando la puerta entreabierta. Un ático o una alcoba libre son igual de apropiados, si la atmósfera es seca y cálida y tiene algún tipo de ventilación. Las flores que se tratan de esta forma, se secarán en menos de una semana; algunas hojas, que se pueden tratar de la misma manera, pueden necesitar un poco más de tiempo. Por ejemplo, he encontrado que la fárfara necesita de cerca de diez días para que quede crujiente.

Idealmente, cosecha todo lo que puedas a mano. Si existe algún riesgo de desenraizar la planta al usar esta técnica, usa tijeras o un cuchillo en verdad filoso. Una caja o canasta de fondo plano es útil para llevar la cosecha a casa e impedir que se dañe. La regla de oro es *nunca* usar bolsas de plástico ya que el material vegetal suda mientras está fresco y esto causará que empiece muy rápido la descomposición. La humedad que se junta en la planta también frustrará el objeto de cosechar cuando la planta está totalmente seca.

Cómo secar la cosecha

Ya he mencionado a las umbelíferas; maneja todo lo que coseches lo menos posible y ponlo en bolsas que se cuelguen de inmediato o en hojas limpias sobre una superficie plana, como una cama o el piso de una habitación que no esté en uso. Puedes hacer muebles muy sencillos para secar las plantas, basándote en los deshidratadores vegetales que son muy comunes en las zonas rurales de Estados Unidos.

Si el secado tiene lugar con el mínimo de movimiento de la cosecha y no a la luz directa, el color se retendrá en las plantas. Para mantenerlo, es importante guardar la cosecha seca en recipientes herméticos, cuando esté totalmente seca. Si las paredes del recipiente son transparentes, cubre los frascos con papel de estraza.

Las raíces necesitan lavarse con cuidado después de cosecharlas. Sécalas antes de picarlas en pedazos pequeños y extender éstos en una hoja plana de papel para hornear. Las raíces son la única cosecha que se puede poner en el horno, el cual debe estar a baja temperatura. Sin embargo, si estás secando raíz de diente de león como sustituto de café, el horno caliente es ideal, ¡ya que chamuscarla mejora el sabor!

Siempre pon una etiqueta con el nombre de la planta y la fecha de la cosecha. Mantén los recipientes fuera del alcance de los niños, lejos de la luz directa y del calor en un lugar seco. Entonces puedes usar la cosecha como y cuando lo desees.

Capítulo cinco

¿Qué enfermedades puedes tratar?

Dependiendo de que tanto has superado la barrera de confianza, puedes decidir tratar diversos males o enfermedades por ti mismo. En cualquier caso, es mejor el autotratamiento en gran cantidad de enfermedades.

¿Qué enfermedades responden a los medicamentos herbales?

Enfermedades infantiles como: varicela, sarampión, rubéola, paperas, escarlatina o tosferina; el resfriado común, enfriamientos, resfriado con fiebre (que por lo general se llama incorrectamente influenza), trastornos digestivos simples de la eliminación, diarrea o estreñimiento, heridas o úlceras infectadas, todas responderán bien al tratamiento herbal. Son simples, aunque a menudo sean dolorosas y penosas. Se abordan en la sección sobre trastornos y con qué tratarlos.

Sin embargo, *no es suficiente* usar tratamientos herbales o de otro tipo, sin los cuidados apropiados. Los cuidados no sólo significan cuidado en cama, sino la forma correcta de limpiar y cubrir las heridas y cómo dar de comer y de beber a personas enfermas.

Una de las enfermedades que responde bien al tratamiento herbal es la candidiasis, como se describe en detalle más adelante.

Candidiasis

El sistema inmune

El SIDA (síndrome de inmunodeficiencia adquirida) enfocó por primera vez la mente humana moderna en el sistema inmune. Esta entidad compleja depende de un suministro saludable de sangre, apoyado por pulmones elásticos y absorbentes y de un sistema digestivo que tiene un equilibrio apropiado de bacterias y hongos que viven en su interior: de hecho, 2 a 3 kilos de bacterias y hongos; es un peso igual al de un órgano vital. Estas criaturas llevan una existencia simbiótica en nuestro intestino y tienen una función considerable en el proceso saludable de la digestión y la eliminación. Si estos tres sistemas del cuerpo (el suministro de sangre, los pulmones y el sistema digestivo) funcionan normalmente, los agentes de la primera línea de la inmunidad, las células T de la sangre, llevan a cabo su trabajo y nos mantenemos sanos. En cuanto se estropea cualquiera de los tres sistemas básicos, las células T empiezan a fallar y ya no proporcionan la protección que la naturaleza quería.

¿Qué es la candidiasis?

La candidiasis es una enfermedad para la que no existe una prueba clínica conocida, lo que significa que se ha requerido más tiempo para que se reconozca este fenómeno. Su manifestación está directamente vinculada al daño inflingido a la gran colonia de hongos y bacterias que existe en el intestino. Se ha descubierto que este daño es causado directa e indirectamente por la administración de medicamentos; las medicinas en cuestión se encuentran en dos campos: antibióticos y esteroides. La administración de medicamentos directa es cuando el médico te la receta. Se ha establecido que un solo tratamiento de antibióticos en cualquier periodo de doce meses es la dosis máxima 'segura' para una persona promedio. ¡Recuerda que pocos de nosotros somos promedio! Tu cuerpo puede tolerar más o menos.

El sistema endocrino

Esteroides es el nombre que se da a las hormonas que se administran como medicamentos. Hormona es el nombre de un complejo vasto de sustancias químicas muy sofisticadas que el cuerpo produce naturalmente y en cantidades minúsculas. El sistema endocrino, el cual produce estas sustancias, tiene un conjunto de controles innatos y de ajuste automático que tienen que responder antes de que se libere una hormona activadora. La glándula principal que parece orquestar la mayoría de los controles es la pituitaria, en concordancia con el hipotálamo. Esta pequeña glándula (del tamaño de un garbanzo en los adultos) controla cinco glándulas más: ovarios o testículos, mamaria, suprarrenal y tiroides, además de los huesos, la piel y los riñones. De ellas, vamos a examinar como ejemplo, la suprarrenal. Las dos secciones de este par de glándulas (situadas una sobre cada uno de los dos riñones), la médula y la corteza, controlan el cerebro, las pupilas de los ojos, los músculos, los pulmones, el corazón, el estómago, el intestino, y la absorción y liberación metabólica de carbohidratos y ácidos grasos.

El sistema endocrino tiene siete sitios en el cuerpo, los cuales se pueden describir como centros 'químicos'. Cada uno de ellos está asociado estrechamente con un plexo nervioso, al que a su vez se puede llamar centro 'eléctrico'. (Cada uno de esos pares de plexos endocrinos y nerviosos está situado con exactitud para relacionarse con uno de los siete chakras, las 'ruedas' o vórtices de energía que vinculan el cuerpo físico, mediante su campo electromagnético, también conocido como 'aura', con la energía cósmica que vincula a todos los seres vivos. El sistema de chakras es parte importante de las religiones china e hindú y de sus prácticas médicas.)

Los esteroides se producen en el laboratorio partiendo de sustancias químicas 'similares' que se parecen a las sustancias químicas naturales que produce en el cuerpo el sistema endocrino. La administración de esteroides de ninguna manera puede ser tan precisa como la autoadministración de hormonas en un cuerpo saludable.

El efecto de la administración directa de antibióticos y esteroides, los cuales incluyen todas las variedades de píldoras anticonceptivas, es trastornar el equilibrio de hongos, bacterias y secreciones hormonales. Si este equilibrio se trastorna demasiado, digamos que por tratamientos repetidos de antibióticos, o por el uso a largo plazo de píldoras anticonceptivas, inhaladores de esteroides o cremas de hidrocortisona, la candidiasis es uno de los resultados más comunes.

Administración indirecta de medicamentos

Se habla de administración indirecta de medicamentos para describir la absorción humana de medicamentos que se han administrado a otras criaturas, y que los humanos absorben al comer a esas criaturas. Los esteroides y los antibióticos con que se alimenta a vacas, ovejas, aves de corral y peces de criadero pueden ser la causa de la candidiasis en personas que nunca antes han tenido razones para visitar a su médico y a las que el médico nunca había recetado antibióticos ni preparaciones con esteroides.

La incidencia de candidiasis de poca importancia o grave en las poblaciones occidentales está muy extendida y es el ejemplo clásico de la forma en que el cuidado herbal puede actuar como profiláctico (preventivo) y para curar. Si en la selección de alimentos se escogen vegetales, carnes y pescados orgánicos y que se cultivan o atrapan localmente, se descarta de inmediato la administración indirecta de medicamentos. El alimento orgánico es costoso y puede ser difícil de encontrar, pero entre más personas lo exijan, se producirá, será más barato y más accesible.

Si aprendemos más sobre nuestro cuerpo, y en especial, aprendemos a escuchar nuestras reacciones corporales, podemos a llegar a saber cuándo es necesario usar sustancias curativas materiales (hierbas); cuándo es necesario usar técnicas que equilibran los sistemas de energía, como la homeopatía, la acupuntura o la acupresión; cuándo necesitamos a alguien que nos escuche durante una terapia o un entorno de taller que pueda liberar lo que sentimos que está bloqueado.

Síntomas de candidiasis

Los síntomas probables se encuentran a la izquierda y los métodos herbales para tratarlos a la derecha.

Síntomas mentales y emocionales	Tratamientos
Depresión y falta de autoestima	Los síntomas mentales y emocionales se ajustan al tratamien-

Pérdida de la memoria a corto plazo
Incapacidad para concentrarse
Indecisión

to con técnicas para equilibrar la energía, junto con el tratamiento herbal de los síntomas físicos. A veces, se corrigen por sí mismos cuando se emplean tratamientos herbales y de dieta.

Síntomas físicos

Garganta irritada recurrente	2 gotas de aceite de sándalo en medio vaso de agua caliente, en gárgaras.
Ojos con comezón recurrente	2 gotas de Remedio de Rescate o Esencia de Cinco Flores en un cuarto de vaso de agua caliente, se usa como enjuague para ojos, o también se puede usar una infusión de eufrasia de la misma manera (ve en la sección de Recetas cómo se hace una infusión).
Oídos con comezón recurrente	Como para los ojos con comezón, lava los oídos.
Erupciones sin explicación	Si presentan comezón, Crema de Cinco Flores o Crema de Rescate, aplicada con la frecuencia necesaria, o una infusión de presera.
Infecciones micóticas recurrentes (la más común es el afta, que puede presentarse en la	El gel de sábila, directo de la hoja de tu planta de sábila; o un enjuague o ducha con infusión de caléndula o ajo, o hiedra terrestre o un enjuague o ducha usando 2 gotas de aceite esen-

boca, alrededor de los genitales, en los sobacos y alrededor de los dedos y las uñas, pero por lo general, ¡no en todos al mismo tiempo!)	cial de tomillo, canela o ajedrea, o árbol de té en agua caliente; o (aplicado sin diluir) violeta de genciana al 1% (un tinte de anilina, no una preparación herbal).
Cistitis recurrente	Deja de comer alimentos ácidos, como todas las frutas cítricas (excepto el limón), papas, pimientos, chiles y jitomates, y deja de beber té y café, excepto una taza de café aguado al día para impedir los síntomas de abstinencia. Bebe grandes cantidades de una infusión de linaza; recuerda colarla, a menos que también estés estreñido. Bebe y haz una ducha con una infusión de cualquiera de las siguientes hierbas: butterbur, apio, álcine, consuelda, flor de saúco, presera, equiseto, manto de dama, ulmaria, ortiga, trébol rojo; o una ducha con 2 gotas de cualquiera de los siguientes aceites esenciales, en agua caliente: enebro, semilla de perejil, sándalo.
Estreñimiento	Bebe grandes cantidades de agua caliente o templada e infusiones de trébol de pantano, álcine o consuelda. Ingiere ruibarbo, man-

zanas o peras cocidas y siéntate en cuclillas en el baño, concentrándote en la necesidad de eliminar, *sin forzarte*. Ponerse en cuclillas es mejor que sentarse... si no puedes pararte en el asiento del excusado, compra una palangana y ponte en cuclillas con ella, tirando el contenido en el excusado ¡cuando tengas algo para tirar!

Diarrea — Bebe una taza de leche caliente con una cucharada rasa de canela molida o bebe una infusión de cualquiera de las siguientes hierbas: arándano, zarzamora, consuelda, ulmaria, frambuesa, tormentila, milenrama o bebe agua caliente con dos gotas de aceite esencial de canela o salvia.
La diarrea y el estreñimiento pueden alternarse.

Tratamiento con dieta

La candidiasis recibe el nombre de uno de los hongos del intestino, *Candida albicans*. Bajo circunstancias saludables, esta criatura se mantiene controlada gracias a la población equilibrada de otros hongos y bacterias. Una vez que se pierde este equilibrio, puede actuar como el hongo de la podredumbre actúa en una casa. El hongo de la podredumbre comienza como podredumbre húmeda; digamos que en una madera en que aterrizó la espora y la cual se encuentra bajo una teja rota del techo, de manera que entra la lluvia. La espora encuentra mucha humedad para disolver el alimento que necesita, el cual se encuentra en la madera y en un medio ambiente agradablemente cálido ya que la madera se calienta en el área bajo las tejas calentadas por el sol.

Un día, alguien repara la teja rota, impidiendo así que entre más la lluvia. Lentamente, la madera se seca pero la espora ha crecido formando una colonia bastante grande de moho que se ha comido gran cantidad de los azúcares de la madera. Cuando la madera está bastante seca, el pánico se apodera de los mohos que ahora pasan hambre, lo que causa que empiecen a crecer zarcillos, llamados micelios, saliendo de la madera en un esfuerzo por encontrar más madera de la cual alimentarse. Estos micelios pueden crecer muy largos y pueden penetrar en piedra y tabiques en su esfuerzo por encontrar más madera. En circunstancias extremas, esto es lo que *Candida albicans* puede hacer, puede penetrar las paredes del intestino en un esfuerzo por encontrar un nuevo medio ambiente. Me gustaría enfatizar que esta penetración sucede sólo en casos muy avanzados y raros.

La dieta está diseñada para privar a *Candida albicans* del alimento que causará que continúe sus ataques y los alimentos que se excluyen son todos los que contienen azúcar o levadura, la cual es un hongo. Esto es difícil ya que la dieta de exclusión se debe mantener por al menos seis meses y a veces por mucho más tiempo.

Debes comer: grandes cantidades de vegetales verdes, algunos cocinados, otros crudos, gran cantidad de cereales: avena, cebada, trigo, arroz y legumbres, como lentejas, garbanzos, frijoles, etc. Puedes ingerir cantidades modestas de carnes rojas y pescado, pero deben ser de fuentes orgánicas o naturales. En otras palabras, si es imposible que tu proveedor garantice que la carne de los animales que quieres comer no ha recibido antibióticos o esteroides en alguna forma (estas dos sustancias se dan como algo normal a través de los alimentos preparados por razones profilácticas), no debes comer esa carne. Los peces silvestres son seguros, pero no los de granja.

Consume grandes cantidades de yogur natural, no pasteurizado y rico en acidófilos, lo que ayudará a remplazar algunas de las criaturas faltantes que ayudan a mantener controlada a *Candida albicans*.

Los alimentos que contienen azúcar que debes eliminar de tu dieta son:

- todas las frutas frescas
- todas las frutas deshidratadas
- todas las galletas
- azúcar
- mermeladas
- todos los pasteles
- todos los postres
- todos los dulces.

Los alimentos que contienen levadura que debes eliminar de tu dieta son:

- todos los quesos
- bebidas alcohólicas
- pescado ahumado
- carnes ahumadas
- embutidos secos, por ejemplo, salami
- frutas deshidratadas

- vinagre
- mayonesa
- frutas suaves, como uva, fresa, frambuesa, arándano, zarzamora, ciruela, cerezas y grosellas
- extractos de levadura.

Algunas personas con candidiasis pueden tolerar algo de alimentos con levadura pero no con azúcar sin que se presenten de nuevo los síntomas, mientras que algunas les sucede lo contrario. Todas las personas con candidiasis deben comer pan de soda o sin levadura. Conforme pase el tiempo (meses en la mayoría de los casos) se pueden volver a introducir las frutas. Es prudente empezar con manzanas o peras, pero *pélalas* para estar seguro y sólo cómelas dos o tres veces a la semana. En forma muy gradual, también se pueden volver a introducir otros alimentos, como queso cottage, pero usa tu criterio, no exageres con el queso Roquefort, por ejemplo, o de cualquier otro queso rico en moho, es decir en hongos.

Es probable que necesites vigilar tu dieta por largo tiempo. Pero lo positivo es que quizá encontraste una gran cantidad de alimentos seguros y buenos para comer que nunca antes habías probado: 'Deja que tu alimento sea tu medicina y que tu medicina sea tu alimento'.

Capítulo seis

Otras enfermedades para tratar

Se está estableciendo un fondo caritativo con la intención de proveer de fondos para la creación de un lugar pacífico y aislado al que las personas que reciban un diagnóstico de enfermedad terminal puedan ir para escapar de las presiones de la ortodoxia médica, de la familia y los amigos bien intencionados, mientras deciden por sí mismas qué forma de tratamiento les gustaría y cómo escogerán morir. No se trata de eutanasia, es sobre el derecho a morir con dignidad, libres de la tecnología médica o privadas de las sensaciones gracias a los medicamentos ortodoxos.

A pesar de la fantasía materialista occidental de que *no* es así, la vida es una condición terminal. Puedo no tener un día de enfermedad en mi vida, pero, en algún momento, moriré, y también tú. El fondo se está creando por compasión. También puede servirnos bien como individuos si consideráramos nuestra propia actitud hacia el tratamiento que nos gustaría recibir y el tipo de muerte que escogeríamos, si alguna vez recibiéramos el tipo de diagnóstico que tendrán que enfrentar los candidatos para este centro de retiro.

Cáncer

El cáncer es la enfermedad que más se teme y a la que está sometida una proporción tan alta como la cuarta parte de la población de países tecnológicamente desarrollados.

Aunque ya no está rodeada por el clima de misterio que prevalecía una generación atrás, (el SIDA ha tomado su lugar en esto) el diagnóstico causa miedo y pánico por parte del paciente y pena e incomodidad en los médicos que deben dar a sus pacientes la noticia. En este clima de estrechez emocional, las personas que reciben este diagnóstico a menudo son presionadas para aceptar un tratamiento que más adelante desearán no haber aceptado. Algunas se quejan de haber rechazado la oportunidad de hacer arreglos para los que dependen de ellas en la familia o para poner sustitutos en su trabajo, por lo general basándose en que no hay un momento mejor que el actual para empezar el tratamiento.

Esto no quiere decir que la presión de los profesionales médicos no se está llevando a cabo con la mejor de las intenciones y que están totalmente familiarizados con las terapias que usan. Los médicos están altamente entrenados y tienen un amplio conocimiento, pero por lo general, sólo en su especialización específica. Pocos de ellos esperan una respuesta que no sea la aceptación por parte de sus pacientes. Por otro lado, éstos a menudo se sienten intimidados, no sólo por la conmoción de esta crisis sino también por el autoritarismo de su médico.

Un número creciente de pacientes tiene el coraje de decir 'alto' y rechazar la terapia de radiaciones o la quimioterapia... las opciones usuales que ofrecen. Una monja me dijo recientemente: 'Creo que si hubiera aceptado la quimioterapia que me ofrecían, para ahora estaría muerta'. Otra mujer me dijo lo enojada que estuvo cuando descubrió las quemaduras, el dolor y la pérdida de energía que experimentó después de recibir el tratamiento de radiaciones, después de que le aseguraron antes de que el tratamiento empezara que no se presentarían efectos secundarios.

Además, está la presión de los amigos y la familia y su ansiedad emocional, llena de dolor y angustia, todo con la mejor de las intenciones hacia la persona a la que diagnosticaron cáncer.

A un ser querido le hacen el temido diagnóstico; la prognosis es mala. Se detiene y piensa en su problema, examina todas las opciones y decide recibir quimioterapia. Apóyalo, nunca socaves su decisión una vez que es final, pero proporciónale toda la información que puedas sobre la gama de tratamientos que puedas descubrir mientras aún está en el proceso de tomar la decisión. Puedes encontrar útiles algunos de los libros de 'Lecturas Recomendadas' en este momento.

Investigación del cáncer

En 1963, un biólogo de treinta y cinco años de edad, llamado Jerard Hurwitz, que vivía y trabajaba en los Estados Unidos, recibió una subvención para investigación del cáncer de 692,000 dólares para proporcionarle los fondos para sus experimentos y para pagar los salarios de sus asistentes y para sí mismo por treinta y cuatro años. Se anunció en un breve artículo en el *New York World Telegram and Sun* del sábado 14 de diciembre de ese año; los dos últimos párrafos del artículo representan una lectura escalofriante:

> Existe una cláusula con truco en la subvención. Si se descubre una cura para el cáncer durante los siguientes treinta y cuatro años se termina ésta.

En este punto, el doctor Hurwitz bromea:

> Algunas personas deben pensar que quienes investigan la enfermedad han firmado un pacto de sangre de no anunciar una cura hasta que todos estén en su lecho de muerte para que las subvenciones continúen.

El doctor Hurwitz es una entre muchos miles de personas que participan en la investigación del cáncer antes y después de que se hiciera esta subvención. Se ha gastado una enorme cantidad de dinero, y se ha merecido, en la investigación y manufactura de medicamentos que se emplean en el tratamiento del cáncer. Las compañías farmacéuticas que hacen este trabajo son grandes, la mayor parte de las cuales son transnacionales, que tienen unidades de producción en más de un país. La mayoría de las compañías farmacéuticas también fabrica sustancias químicas para la agricultura, son negocios que intentan obtener enormes beneficios para sus accionistas y tienen éxito.

Tratamiento para el cáncer

Mientras las compañías farmacéuticas, las instituciones benéficas y los inversionistas proporcionan fondos para investigadores como el doctor Hurwitz, existen otras personas que trabajan de manera independiente para encontrar respuestas a los problemas del cáncer. Algunas de ellas han establecido clínicas en que utilizan preparaciones que han desarrollado para tratar a los enfermos de cáncer. Muchos de estos tratamientos abordan las relaciones con una dieta apropiada, complementos de vitaminas y minerales para esa dieta, y remedios herbales.

Miles de personas que han recibido quimioterapia y terapia de radiaciones se han recuperado del cáncer. Sin embargo, todos sabemos de otras personas que han muerto, a veces de los efectos de esas mismas terapias. Sin embargo, solemos asumir que murieron de cáncer, ya que es lo que se les dijo, y a nosotros, que era de lo que iban a morir.

También existen miles de personas que se han beneficiado de los tratamientos herbales y no ortodoxos, y que se han recuperado del cáncer. Algunas han muerto, pero de ellas, muchas encontraron una terapia no ortodoxa que les permitió morir con dignidad y, a menudo, sin dolor. Escuchamos mucho menos de estas formas de tratamiento. Algunas de ellas son muy simples y baratas, y se pueden preparar en cualquier cocina casera. También existen personas que han intentado explotar el miedo de otros y que han cobrado grandes sumas por algunos de esos remedios. Esto es poco sorprendente, ya que tenemos gran cantidad de modelos de la codicia.

La diferencia entre los tratamientos ortodoxos y los que no lo son

La diferencia fundamental entre el tratamiento ortodoxo y cualquier tratamiento alterno para el cáncer es la misma diferencia filosófica que existe entre esos tratamientos para cualquier otro trastorno. Sin embargo, debido a la magnitud del cáncer, es mucho más marcada.

El tratamiento ortodoxo surge de la investigación analítica, las técnicas de pruebas cuantificables y de la confianza en la tecnología que penetra en toda la cultura occidental. Se concentra en la enfermedad y pierde de vista al individuo que experimenta esa enfermedad. Por otro lado, los tratamientos no ortodoxos o alternativos adoptan primariamente un enfoque holístico. Por lo tanto, se debe prestar atención no sólo al tamaño y la frecuencia de las dosis de medicamento, sino también a factores de dieta y del medio ambiente, además de tomar en cuenta las elecciones de la persona con el problema.

Usando libremente el lenguaje de la guerra, el tratamiento ortodoxo del cáncer está diseñado para 'matar' a las células 'invasoras' de cáncer. Como todas las operaciones militares, morirán muchas células 'inocentes' al mismo tiempo, a veces terminando en la 'victoria' de la 'batalla', pero en la pérdida de la 'guerra'.

El tratamiento no ortodoxo del cáncer procede de una filosofía diferente, donde la armonía, el mejoramiento del bienestar del individuo y la habilidad del cuerpo para readoptar su propia protección de la enfermedad, son los factores motivadores primarios. Se reconoce diariamente el estado de ánimo y el cuerpo de la persona lo que significa que el tratamiento se seleccionará, o no, de acuerdo a sus deseos. Si va a morir, no se hará un esfuerzo extremo para producir una dolorosa postergación. El movimiento de los hospicios ha hecho mucho para empezar a producir un cambio en las actitudes de los médicos ortodoxos sobre este dilema del reconocimiento de la necesidad de una muerte digna.

Si se toma la decisión de confiar en un tratamiento no ortodoxo, tú o tu ser querido habrán demolido la barrera de confianza... pero ambos necesitarán todo el apoyo de la familia y los amigos. En el capítulo con recetas para medicamentos herbales, hay una que ha demostrado ser muy exitosa para tratar trastornos que se producen por un sistema inmune gravemente dañado y, en especial, al cáncer; se llama Essiac. No es una cura para el cáncer, pero muchas personas con cáncer que lo han tomado se han beneficiado mucho.

Además, tenemos una hierba que se puede usar como infusión para hacer un 'té' que alivia maravillosamente el dolor. Se llama marihuana, es ilegal y se conoce más por su nombre en latín, *Cannabis sativa*. Existe un movimiento para legalizarla por su uso medicinal.

Capítulo siete

Cómo administrar el tratamiento

Requisitos para el tratamiento

La mayoría de los tratamientos para enfermedades, trastornos y accidentes equivale a usar el sentido común. Por desgracia, nos hemos vuelto descuidados en el uso de este sentido y en la actualidad es muy *poco* común. Quizá porque nos han condicionado para confiar en expertos y lo que nos han dicho son curas milagrosas (con lo que me refiero a antibióticos y esteroides), la mayoría de las personas ya no piensa en el primer requisito práctico para *cualquier* tratamiento: la higiene. Sin importar lo que estabas haciendo, si responden a la llamada de alguien que está enfermo, haces frente a un accidente o tomas en brazos al bebé, *primero lávate las manos*.

La segunda acción esencial más importante es la atención amorosa y tierna. Comienza en la puerta de la habitación, o en el momento en que ves a la persona a la que has ido a ayudar y toma la forma de una sonrisa. Sé cálido y gentil; inspira confianza al hacer todo en forma minuciosa y metódica y, cuando es apropiado, da grandes abrazos y pequeños besos.

Tienes que recordar que estas dos acciones esenciales también se necesitan observar después de que terminas con tu ayuda: Deja la habitación, el escenario del accidente, dondequiera que sea, con una sonrisa y con palabras de confianza, *y te lavas las manos*.

Cuidados

Sin importar la forma de tratamiento que proporciones, la práctica que tiene relación con muchos accidentes, todas las infecciones y muchas enfermedades recurrentes o crónicas son los cuidados. Aparte de la profesión de enfermería (la cual se emplea en su mayor parte en los hospitales) a nadie se le enseña cómo cuidar en el hogar de manera no profesional. Es trabajo duro, pero hace que el paciente y el cuidador se sientan mejor.

Si tienes la intención de proporcionar los cuidados médicos empleando hierbas y remedios similares, vas a tener que hacerlo en casa. Cuando no hay fiebre, mantén caliente al enfermo. Para cuidar a alguien con fiebre, ve más adelante.

Fibras naturales

Las personas con fiebre transpirarán cuando la fiebre se 'interrumpe' y será necesario cambiar a menudo las sábanas y la funda de la almohada, quizá dos o tres veces al día. Por lo general, esta etapa no dura más de un día o dos, a menos que se trate de una condición febril crónica. Es mucho más cómodo para el paciente si empleas sábanas de algodón puro o de lino, no de nylon o poliéster. Trata de tener dos juegos como parte de tu equipo de emergencia, en especial si tienes hijos. Esparce flores de lavanda u hojas de mirto de pantano en ellas mientras las doblas para guardarlas, o esparce unas cuantas gotas de aceite esencial de lavanda o romero en ellas. Esto no sólo les da aroma, ayuda a alejar a los insectos e induce el descanso en la persona enferma cuando se emplean las sábanas.

El algodón o el lino también debe ser el material usado en camisones o pijamas que use el enfermo. La razón es que aún no se inventa una fibra artificial que logre lo mismo que la fibra natural; ésta ventila el cuerpo. Las secreciones, como la transpiración, pueden pasar por la fibra y evaporarse. Esto no sucede con las fibras hechas por el hombre. En vez, ¡las secreciones se asientan en la fibra y el calor del cuerpo produce una descomposición bacteriológica que rápidamente apesta! Entonces, las bacterias pueden transferirse a la piel cercana e infectarla. Los exploradores árticos tienen muy pocas oportunidades de cambiarse la ropa, así que los líderes de las expediciones árticas prohíben a sus hombres usar ropa de fibras hechas por el hombre, y se debe a este factor de olor.

Es útil recordar que de las fibras naturales, las fibras vegetales (algodón y lino) suelen ser refrescantes, mientras que la lana, la seda, la alpaca, la tela de angora, de camello y todos los demás pelos, se originan en animales y producen calor. Por lo tanto, también se recomiendan para la cama del enfermo cobertores de pluma o plumón o mantas de lana.

Cómo cuidar a una persona con fiebre

Si el enfermo tiene fiebre o el clima es cálido y existe el riesgo de que aumente demasiado su temperatura, mantenlo fresco. Es mucho más fácil mantener a alguien caliente que fresco. Enjugar a una persona que está transpirando con una esponja fresca y húmeda causa evaporación a nivel de la piel y ésta reduce la temperatura. Asegúrate de no permitir que la persona se enfríe después de enjugarla. Sécala con cuidado y vístela con ropa seca.

Durante una fiebre, beber es más importante que comer. La piel no es sólo una envoltura para mantener nuestras entrañas en el interior; es el órgano de eliminación más grande que el cuerpo tiene y pierde enormes cantidades de fluidos corporales mediante la transpiración. La deshidratación cuando se tiene fiebre es más peligrosa que cuando no se tiene, de manera que se debe mantener el equilibro de los líquidos. La mejor bebida en todas las etapas de enfermedad y la recuperación es el agua (agua fresca de manantial, de ser posible) pero si no se puede obtener, usa agua de manantial embotellada y no carbonatada, se sirve a temperatura ambiente y sin hielo. Poco y a menudo es mucho mejor que litros a largos intervalos, de manera que se debe poner junto a la cama un jarro cubierto y un vaso, a menos que el paciente sea demasiado joven para arreglárselas solo.

Hay una línea delgada entre romper la barrera de confianza y estar demasiado seguro de uno mismo. Si el paciente tiene temperatura alta persistente o al mismo tiempo vomita y presenta diarrea, o ha durado por más de veinticuatro horas, llama a un médico. Si la persona enferma es de menos de tres años de edad, no esperes más de doce horas. Mientras tanto, al inicio de cualquiera de estas condiciones, pero en especial del vómito y la diarrea, adminístrale la siguiente mezcla, en lugar de agua pura. Está diseñada para remediar la deshidratación y restaurar el nivel de acidez natural del cuerpo.

A 3 litros de agua hervida caliente, añade lo siguiente (agita y disuelve bien):

- 10 cucharaditas de miel o azúcar de caña
- ½ a una cucharadita de sal
- ½ a una cucharadita de bicarbonato de sosa.

Enfría esta mezcla y administra poca y a menudo, a cucharaditas si es necesario; haz esto llames o no al médico. Una buena forma de prevenir muchos trastornos digestivos es volver una regla familiar que cualquiera, adulto o niño, se lave las manos con jabón y agua *todas* las veces que usen el baño, ¡incluso si sólo es para orinar!

Cómo cuidar a personas con enfermedades infecciosas

En enfermedades infecciosas, como paperas, sarampión o varicela, cualquier otra bebida que no sea el agua se siente como ácido puro y hace que las glándulas salivales de la boca secreten en forma muy dolorosa. Por lo tanto, en estos casos, el agua es definitivamente mejor. La leche puede parecer una alternativa suave, pero, de hecho, no es buena idea por dos razones. En primer lugar, forma mucosidad y por esto puede causar al paciente problemas. En segundo lugar, casi toda la leche está pasteurizada. En este proceso se hace que la leche se caliente muy rápido antes de enfriarla de nuevo, también muy rápido, con el fin de matar las bacterias, en especial, la tuberculosis. El problema es que el proceso de calentamiento también destruye las bacterias *útiles* y las enzimas que existen naturalmente en la leche y que ayudan en el proceso digestivo. Por lo tanto, se ha eliminado gran parte de la fuerza de vida de la leche incluso antes de que llegue a tu mesa.

Las personas con sarampión arriesgan dañar sus ojos incluso con luz diurna ordinaria. Mientras dure la etapa con fiebre y los primeros días después del inicio de la erupción, *no deben* ver televisión, tener abiertas las cortinas de la habitación o tener la luz prendida. Por supuesto que no se les debe permitir leer.

Dieta para las personas confinadas a la cama

Los alimentos para personas sin fiebre pero confinadas a la cama debe incluir predominantemente alimentos de reparación, ricos en proteínas, vitaminas, microelementos y fuerza de vida. Evita los alimentos que producen rápidos aumentos de energía, como los azúcares, empanadas o pudines indigestos y alimentos fritos. Emplea alimentos ricos en proteínas, como hígado de cordero, arroz y garbanzos, pero en pequeñas cantidades o como sopas. Usa cebolla y ajo tanto como sea posible, en especial, el ajo. Dale huevos revueltos o tortilla de huevo con pequeñas cantidades de pan fresco o tostado.

Utiliza grandes cantidades de verduras frescas de hojas anchas, cocinadas al vapor y crudas, aunque los vegetales crudos sólo deben usarse en proporciones muy pequeñas con relación al resto del menú y siempre bien picados. Un plato con una pequeña cantidad de alimento colorido y preparado con cuidado es más probable que regrese vacío, quizá con una petición de una segunda porción, que un plato con grandes cantidades de alimento preparado sin cuidado. ¡Es al cuidar a un enfermo que 'haz lo que te gustaría que te hicieran' se demuestra! La fruta fresca es preferible a los pudines cocinados, pero siempre lava la fruta con mucho cuidado, enjuagándola, si es posible, con agua de manantial. El yogur natural, sin endulzar, es útil en el periodo de recuperación ya que contiene sustancias que ayudan a la digestión y a la eliminación.

Cómo superar el estreñimiento

¡Lo que entra en un extremo sale por el otro! La dieta de la gente que está confinada a una cama necesita un equilibrio cuidadoso si no está eliminando los desperdicios con regularidad. Por esto las frutas, los vegetales y muchas bebidas son importantes. Sólo tener una fiebre ligera puede hacer que la persona se estriña ya que el calor de la fiebre deshidrata el intestino. Si todos tus esfuerzos no producen resultados, se necesita ayuda.

Las frutas deshidratadas, como dátiles, higos o ciruelas, ayudan a algunas personas. Se pueden cocer a fuego bajo con manzanas, hacer puré con jugo de manzana o ciruela, como compota, con lo que se hace una comida medicinal. El álcine, en una ensalada o sopa, la raíz de jengibre, fresca y rebanada muy delgada y en infusión, hace un 'té' fuerte y agradable; la raíz también puede rallarse sobre fruta fresca o ensalada. El ruibarbo cocinado a fuego bajo rara vez falla, pero la linaza (una cucharada hervida a fuego bajo en medio litro de agua y todo tomado como sopa, quizá condimentado con un poco de perejil fresco) podría atraer mejor a alguien que prefiere algo sabroso.

Si todo lo demás falla, emplea un masaje abdominal. La válvula ileocecal es donde el intestino delgado se une al grueso o colon. Es una válvula que impide el retorno y está a la derecha, junto al apéndice (si no te lo han extirpado). En 999 personas de 1,000, está en el cuadrante inferior derecho del abdomen. El colon es un tubo flexible con la pared llena de agujeros. Los agujeros están diseñados para aumentar su área de superficie sin aumentar la amplitud del lumen o 'diámetro'. Su principal función es absorber el agua del material que pasa por él y ayudar a que ese material siga su camino. Estar recostado en la cama reduce la actividad del colon; caminar la acelera.

Si alguien no puede caminar y no ha tenido cirugía abdominal recientemente, comienza presionando y amasando el cuadrante inferior derecho y avanza hacia las costillas, después a través del abdomen, de derecha a izquierda, apenas debajo de las costillas y después hacia abajo por el lado izquierdo del abdomen, tanto como se pueda hacia la estría inguinal, ésta es el doblez interno de la unión del abdomen y el muslo. Se puede repetir varias veces y lo puede llevar a cabo la persona estreñida si el cuidador está ocupado en algo más (¡incluyendo si está tomando una corta siesta!). Si el paciente está obligado a guardar cama, asegúrate que esté cerca un orinal, ¡ya que las ganas de hacer del baño pueden presentarse de repente y con fuerza!

Higiene

Si un orinal se emplea en la alcoba y el cuidador no está disponible para llevárselo en cuanto se usa, asegúrate de tener una cubierta, incluso un periódico doblado es mejor que nada. Si se deja en él una cantidad pequeña de agua con un par de gotas de un aceite esencial favorito antes de su uso, hace más fácil vaciarlo y también más agradable compartir la habitación con él. Además, siempre deja una palangana con agua, un poco de jabón y una toalla para que el paciente se lave las manos después de usar este lavabo improvisado.

Continúo enfatizando el lavado de manos, ya que es con nuestras manos que alisamos el cabello, acariciamos perros, gatos y niños favorecidos, nos limpiamos el trasero, comemos el alimento, etc., y por lo tanto, transmitimos los gérmenes que hemos recogido. (En el continente hindú, las personas rara vez usan cubiertos para comer. Usan la mano derecha porque les han enseñado que la mano izquierda está reservada para lavarse o limpiarse el trasero después de la eliminación. Todos los restaurantes tienen un lugar con agua limpia para que los clientes se laven las manos antes y después de comer.)

Visitas del médico

Cuando el médico hace una visita, a menos que el enfermo sea un niño de menos de diez años de edad, muy nervioso o no pueda hablar por alguna razón, deja la habitación y cierra con cuidado la puerta. Esto impide que alguien se sienta avergonzado por tener que pedir privacidad e inspira confianza. Tú, como cuidador, puedes tener una conversación con el médico, ¡también en privado!, antes de que deje la casa.

Ventilación

La ventilación es importante en la alcoba. Es mejor que el aire esté un poco fresco pero con buena circulación que cálido y estático. Cualquier persona en cama puede recibir una manta extra para calentarse. El riesgo es una corriente de aire, pero, de nuevo, cualquier persona en cama se puede cubrir bien si hay algún riesgo de corrientes de aire.

Otros elementos incidentales

Siempre asegúrate de tener gran cantidad de pañuelos, de papel o de tela, cerca de la cama, también juguetes o libros que el paciente pueda querer. Las flores animan y son benéficas, pero no necesitan estar junto a la cama. El cuidador puede pasar mucho tiempo leyendo en voz alta. En tanto sea compatible con una recuperación apropiada, respeta los deseos del paciente. Si está dormido, despiértalo sólo si llama el médico y solicita verlo despierto, ¡o si la casa se está quemando! El sueño es maravilloso para curar. Las comidas pueden esperar y también las llamadas no solicitadas o los visitantes.

Capítulo ocho
Las herramientas y los materiales sin refinar

Las herramientas que se usan para hacer las preparaciones medicinales y los recipientes para guardarlas deben ser sólo los más inertes posibles. Para calentar las preparaciones, las cacerolas de barro son tradicionales de los herbolarios de todo el mundo. Las siguientes mejores son de vidrio a prueba de fuego o lo que en la actualidad se llama cerámica. El esmalte es una forma de vidrio; vidrio en polvo que se coce en una base de metal para formar una superficie lisa y lustrosa. Con tal que no esté astillada, de manera que no se exponga el material base, es una buena sustancia inerte para el recipiente. Si puedes permitírtelo, es prudente conservar esos recipientes exclusivamente para preparar mezclas medicinales.

Recipientes para esterilizar

Una vez que se prepara el medicamento, los frascos o botellas de vidrio son los mejores recipientes para guardarlo. Deben estar estériles cuando se llenen y hay dos formas para hacerlo. Si alguna vez has hecho mermelada, encurtidos, vino o curry, es probable que estés familiarizado con las dos formas de esterilizar el vidrio: los métodos seco y húmedo. Para el método seco, retira las tapas y pon los frascos o botellas en el horno mientras aún está frío. Pon el horno a 190º C o

350 a 400º F. Una vez que el horno ha alcanzado esa temperatura, manténla por media hora antes de apagarlo. Los frascos o botellas se pueden retirar calientes o dejarse enfriar en el horno, momento en que se les debe poner la tapa (de rosca, de preferencia) para mantener la esterilidad. Las tapas de metal con rosca a menudo tienen un recubrimiento de plástico... si se emplea el método seco para esterilizar, el plástico se deformará. Es mejor emplear el método húmedo para esterilizar sólo las tapas.

Para el método húmedo, emplea una palangana grande llena de agua fría en la que sumerges los recipientes de vidrio, dejando que se llenen al hacerlo. Hierve y mantén el agua hirviendo por veinte minutos. En este momento, los frascos o botellas se pueden retirar uno por uno mientras el agua aún sigue hirviendo y los recipientes se llenan en cuanto se retiran (esto es necesario en algunas recetas). Por otra parte, se pueden extraer los recipientes del agua hirviendo, dejar boca abajo para que se escurran y se enfríen, después de lo cual se deben poner las tapas (que también se debieron hervir), si los recipientes no se van a emplear de inmediato.

Cómo guardar las preparaciones

Yo estoy a favor de coleccionar recipientes de vidrio de todos tamaños, siempre y cuando tengan buenas tapas herméticas y acumularlos hasta que los necesites. De esta forma, nunca te faltará un recipiente y al mismo tiempo estarás reciclando el vidrio. Algunas recetas, en especial las más antiguas, se deben poner en botellas de vidrio ámbar. Es posible comprarlas de diversos tamaños en farmacias y mayoristas. El tinte ámbar del vidrio protege el contenido de la luz ultravioleta, la cual destruye el color de las hierbas y puede separar algunas de las cualidades benéficas. Sin embargo, no es necesario llegar al extremo de comprar vidrio ámbar si la preparación que estás haciendo se va a guardar en el refrigerador. La luz del refrigerador no es ultravioleta y, como sea, ¡el sistema automático la apaga cada vez que cierras la puerta!

Si tienes el propósito de usar una alacena oscura para guardar la medicina, también está bien. Si vas a usar un anaquel expuesto, puedes cubrir el vidrio transparente ordinario con papel de estraza como protección. Nunca guardes hierbas o preparaciones herbales cerca del calor o de la luz solar directa, incluso si los recipientes son ámbar o están protegidos con papel de estraza.

Agua

He discutido la calidad carente de nutrimentos en los alimentos que se producen comercialmente; el agua que suministran las tuberías no es mejor. En el mejor de los casos, está muerta, en el peor, puede ser peligrosa. Contiene niveles supuestamente 'seguros' de sustancias químicas añadidas para destruir bacterias dañinas. También puede contener medicamentos sociales, como los fluoruros. Algunas personas son alérgicas a las sustancias que se añaden legalmente al agua de la llave; a otras tan sólo les disgusta el olor o el sabor.

Es importante emplear sólo agua no contaminada en las preparaciones medicinales. Si no puedes usar agua de manantial fresca, extraída de un pozo por ti o por alguien a quien conoces, la variedad de botella (pero no la carbonatada, sólo la que no produce burbujas) es un sustituto bastante apropiado. Si sólo se puede obtener en botellas de plástico en lugar de vidrio, es posible que tengas que usar agua destilada, de nuevo en botellas de vidrio, no de plástico, aunque el agua destilada también está muerta.

    Si crees que vives en un área en que debe haber un manantial o pozo, pero no puedes determinar dónde, busca el nombre y dirección de un buscador de agua con varita mágica. Uno puede encontrarte un pozo, si existe, y decirte si el agua es potable, lo que significa pura y que se puede beber. Puede pedirte que le proporciones un mapa, uno oficial o que tú traces. ¡No te sorprendas si utiliza un péndulo sobre el mapa para encontrar la fuente del agua! Parece magia, pero es sorprendentemente exacto.

Aceites

Es mejor para la calidad de los remedios que quieres hacer empezar con lo mejor en todo. El agua es la base para una gran gama de preparaciones y el aceite es la base para muchas otras. Los aceites orgánicos producirán los mejores resultados, ya sea que se empleen para masajes o como ingredientes de una loción, un ungüento o una cataplasma. Las infusiones de aceite también se llaman aceites medicados o fijos. Si tienes el propósito de hacer el tuyo, que es algo fácil, necesitas un buen aceite orgánico. La elección es de oliva, girasol, cártamo o almendra. Evita el aceite de soya ya que se vuelve rancio con mucha facilidad, aunque añadir unas cuantas gotas de aceite de germen de trigo a cualquier otro aceite retardará el proceso de oxidación que causa la rancidez.

    Una provisión de cuentas de vidrio sin pintar puede tomar el lugar de las pequeñas canicas que los farmaceutas de la antigüedad empleaban al verter líquidos en botellas y frascos para remplazar el líquido que habían retirado y para hacer subir la superficie del contenido hasta la parte superior del cuello de la botella para excluir el aire. Si lo haces, recuerda esterilizar las cuentas o las canicas y mantenerlas en un recipiente estéril hasta que las utilices. Puedes comprar los aceites como ya se indicó y también aceites fijos ya preparados de mayoristas honrados.

Los aceites esenciales (lavanda, rosa, enebro, etc.) necesitan de complicados procesos para su extracción. Es mejor dejar esto al experto que tiene los recursos para el costoso equipo necesario. Algunos aceites, como el de rosa o sándalo, requieren vastas cantidades de pétalos, o proceden de árboles raros y exóticos y, en consecuencia, son muy costosos de producir. A veces se les diluye con otros aceites para reducir el precio y hacer que sea accesible para más personas. Los proveedores honrados etiquetarán adecuadamente el aceite, por ejemplo, rosa en jojoba. Los aceites diluidos de esta forma se emplean exactamente de la misma manera que los aceites esenciales no diluidos.

Grasas

Las grasas de origen animal se emplean en ungüentos y cremas que necesitan un factor apropiado de absorción. El petrolato sin blanquear (la vaselina) es una preparación protectora más que absorbente. De las grasas de origen animal, la más comunes para usar serán manteca de cerdo, grasa de ganso y manteca clarificada o mantequilla refinada (la cual favorecen mucho los herbolarios del Ayurveda).

Cuando elijas las grasas, trata de recordar dos factores importantes: que la fuente sea orgánica, de manera que no se incluyan sustancias químicas indeseables y que ninguna de las personas que usen una preparación que contenga cualquiera de esas grasas sea alérgica a ellas. Por ejemplo, las personas alérgicas a productos lácteos serán alérgicas a la manteca clarificada. Las personas alérgicas a la carne de puerco, serán alérgicas a la manteca de cerdo, ya que está se hace calentando la sección de la panza del cadáver del puerco hasta que la grasa suave se escurre. (La grasa de carne es otra grasa animal que se obtiene de la misma manera, pero del sebo, la grasa que rodea los riñones de vacas, ovejas o cabras. Se hace más dura que la manteca de cerdo y se empleaba en el pasado para hacer velas y cirios.) Por lo general, la manteca de cerdo se separa en este momento de cualquier parte fibrosa o carnosa colándola, se añade a agua y se hierve, antes de enfriarla. Cuando está fría se habrá separado del agua y cualquier impureza se encuentra en la parte en contacto con el agua en que flota.

Si compras manteca en paquete, tendrá una declaración en la envoltura que contiene 'antioxidante permitido', pero no se identifica la sustancia. Considérala un contaminante y haz la tuya u obtenla de un amigo confiable que pueda hacerla para ti.

La grasa de ganso se escurre cuando se asa un ganso. Si cocinas una de estas aves, ten cuidado... ¡contiene mucha más grasa de lo que hubieras creído posible!

La manteca clarificada se hace con mantequilla sin sal, que se calienta en una charola apropiada, como las que se listan al principio de este capítulo. Usa flama baja y cuando la mantequilla hierva, reduce el fuego aún más. Después que la mantequilla se vuelva de un color amarillo dorado claro, comenzará a oler como palomitas de maíz. En esta etapa debe estar libre de agua. Para probar si no tiene, pon una pequeña cantidad de agua en la mantequilla hirviendo. Si chisporrotea y crepita, toda el agua se ha eliminado. Espera hasta que el sonido se detenga y después retira la cazuela del fuego y permite que el contenido repose por unos minutos.

Cuela mientras está caliente a botellas calentadas de boca ancha y pon las tapas. Si viertes la grasa caliente a frascos fríos, corres el riesgo de que se resquebrajen, de la misma manera en que si viertes un líquido frío en frascos calientes puede suceder lo mismo. La manteca clarificada nos durará hasta un año sin ponerse rancia, a diferencia de la mantequilla sin tratar.

Alcohol

El alcohol se utiliza como agente extractor en la preparación de tinturas y, de nuevo, necesitas sólo el mejor. Incluso el brandy, la vodka y el whiskey más costoso sólo es el segundo mejor. Sin embargo, a menos que estés preparado para usar destilaciones ilegales, como con el whiskey irlandés ilegal, hecho por un destilador honrado, pero ilegal, no puedes estar seguro de que no tenga aditivos. Sin importar lo puro que sea un alcohol comercial, contiene algo para alterar el color, la gravedad específica o algo más.

Jarabes

Cuando haces jarabe, es el azúcar o la miel que uses lo que causa que el jarabe espese. Aquí de nuevo, es importante usar lo mejor disponible. Usar azúcar o miel es tu elección personal. Si empleas azúcar, la necesitas sin refinar y de cultivo orgánico, de caña de azúcar, no de betabel. Nunca he visto una receta para jarabe que se haga con melaza, pero en teoría, debe ser posible. La melaza es rica en hierro y otros minerales que son muy benéficos para personas agotadas o anémicas.

La miel debe ser sin mezclar, sin hervir y tan cercana a su estado natural como sea posible, pero en este caso es mejor usar miel que se ha extraído del panal. No importa si la miel es transparente o granulada, el proceso de calentamiento la desgranulará. Algunas mieles se emulsifican u homogenizan, lo que la hace parecer opaca pero sin grumos y nunca se granula. Mi reacción a esto es de sospecha, ya que no sé cómo lo logran y en cualquier caso me parece innecesario interferir con la miel, ya que en su estado natural es totalmente pura y se conservará indefinidamente.

Cera de abeja

La cera de abeja se necesita para ungüentos y lociones. Si no cuidas abejas, su cera se puede comprar de mayoristas o en farmacias. Es más probable que las farmacias tengan cera de abeja blanqueada (su color natural es crema amarillenta), a menudo con forma de pequeñas perlas, más que los bloques comunes de una onza. Si no puedes elegir, compra lo que puedas obtener. El blanqueo es lo más cercano a echar a perder la cera a que se puede llegar.

Depende de ti asegurar que las hierbas que usas para hacer medicamentos son las mejores que puedas obtener, ya sea reuniéndolas tú o comprándolas de fuentes comerciales honradas.

Capítulo nueve

Definiciones, recetas y unas cuantas fórmulas

Definiciones de términos médicos

Analgesia = Eliminador del dolor
Antihelmíntico = Vermífugo = expulsa gusanos intestinales
Aperiente = Laxante = Purgante = induce la evacuación
Astringente = contrae el tejido
Cardiaco = del corazón
Carminativo = alivia la flatulencia
Demulcente = afloja y elimina las flemas o la mucosidad
Diaforético = favorece la transpiración
Diurético = induce la producción de orina
Emético = induce el vómito
Emoliente = suavizante y calmante
Emenagogo = fomenta la menstruación
Febrífugo = termina con la fiebre
Fórmula = receta médica
Hemostático = coagula la sangre
Homeostasis = funcionamiento normal
Midriático = causa dilatación de la pupila del ojo
Miótico = causa contracción de la pupila del ojo
Nefrítico = Renal = del riñón
Nervino = restaura los nervios
Oxitócico = estimula las contracciones uterinas
Pectoral = del pecho o los pulmones
Psique = mente
Pulmonar = de los pulmones

Pirético = previene la fiebre
Simple = medicamento de una sola sustancia
Soma = cuerpo
Soporífico = induce el sueño

Recetas y fórmulas básicas

Baños

Tenemos cuatro tipos de baños de remedio:
- para manos, muñecas o codos
- para pies o tobillos
- para inmersión de la parte baja del torso (baño de asiento)
- baño de tina de cuerpo entero

En un baño de tina, por lo general se recomienda que el área del corazón se mantenga fuera del agua, en otras palabras, sumerge el cuerpo sólo hasta las costillas bajas. Lo normal es que un baño se tome en agua caliente, pero no tan caliente como para hacer que la piel se ponga roja, y dura de quince a veinte minutos. Se añade al agua una tintura, infusión o unas cuantas gotas de un aceite esencial, con lo que se vuelve medicinal. Por lo general, al terminar el baño, se permite que la parte del cuerpo que ha estado inmersa se seque a temperatura ambiente, no se seca. Después de un baño de tina, a menudo se recomienda envolver el cuerpo con una toalla caliente y, cubrirlo con mantas, para que la persona duerma tanto como sea posible.

Las palanganas o los baldes son apropiados para remojar manos, pies, tobillos y codos.

Remojar las manos o los pies puede tener un profundo efecto en los órganos internos. Un dolor de cabeza o un enfriamiento en los riñones, se puede aliviar remojando los pies en un recipiente apropiado. Esto se debe a que las energías del cuerpo cambian de polaridad en las cuatro extremidades en que son más volátiles y receptivas. Remojar los pies puede afectar el bazo, el hígado, el estómago, la vesícula biliar, la vejiga urinaria y los riñones. Remojar las manos puede afectar los pulmones, el colon, el corazón, el intestino delgado y los fluidos del cuerpo. Qué órgano u órganos afecta depende de la elección del medicamento que se añade al agua del baño.

Algunos baños usan el material real, no un líquido con el medicamento ya preparado. Ejemplos son el baño de avena; se puede usar el cereal o la paja, o de vegetales marinos, como kelp o alga marina negra. Calentadas de antemano, se añaden al agua del baño. (Los vegetales marinos retienen mejor el calor que otras sustancias.)

Compresas

Una compresa es un pedazo de tela, una toalla o una torunda que se ha saturado con una infusión, un cocimiento, una tintura diluida o agua a la que se han añadido unas gotas de un aceite esencial. Una compresa también puede ser un pedazo de tela, etc., al que se ha saturado sencillamente con agua caliente o fría.

Por lo general, una compresa con medicamento se aplica tibia, más que caliente o fría y se cubre con una tela seca y quizá un pedazo de plástico para mantener la humedad cerca de la piel. Esto es necesario en especial si la persona a la que se va a aplicar la compresa va a permanecer en cama o dormir toda la noche con ella.

Crema (o loción)

Ésta es mi receta preferida de varias opciones posibles.

Ingredientes 1

- 16 partes de aceite con una sustancia medicinal
- 8 partes de tintura, cocimiento o infusión
- 4 partes de cera de abeja apropiada
- 4 partes de grasa de origen animal, de aceite vegetal o de petrolato
- ¼ parte de bórax en polvo (además de ser emulsificante, el bórax tiene cualidades calmantes por sí mismo)

Los siguientes ingredientes se pueden adaptar también para uso cosmético.

Ingredientes 2

- 1 litro de aceite de almendra, además añadiendo 2.5 ml o 30 gotas de absoluto de rosas
- 0.5 litros de agua de rosas
- 250 g de cera de abeja
- 250 g de manteca clarificada (si, por ejemplo, las manos están cuarteadas)
- *o* 250 g de petrolato (si sólo se busca protección)
- 15 g de bórax en polvo

Método

El método es el mismo para cualquiera de los dos grupos de ingredientes.

Emplea una cacerola doble (de esmalte) o una palangana sobre una base cuadrada en una cacerola con agua hirviendo. La base cuadrada puede ser una lata pequeña y poco profunda sin un extremo y haciendo hoyos en el otro, por ejemplo, una lata que en un tiempo contuvo pescado. Puede desempeñar otra función como cortador de galletas. Esto impide que el fondo de la palangana entre en contacto con el fondo de la cacerola.

En esta vasija, calienta a fuego bajo la cera y las 4 partes de grasa animal (o el petrolato). En una vasija separada, similar a la primera, calienta a fuego bajo las 16 partes de aceite con medicina. Una vez que la cera se ha derretido, añade el aceite caliente a esa cacerola.

Por último, en una tercera vasija, calienta la tintura, el cocimiento, la infusión o el agua de rosas y disuelve el polvo de bórax en ella.

Ahora viene la parte que parece la forma de hacer mayonesa. Con mucha lentitud (y agitando continuamente) vierte la solución con bórax en la mezcla de cera y aceite, que aún está a fuego bajo. Una vez que todo se ha combinado, retira del fuego y continúa agitando hasta que la mezcla esté fría. Si dejas de agitar por más de un momento, la mezcla se puede separar en forma irrevocable y necesitará volverse a calentar y a agitar continuamente.

Cuando esté fría y emulsificada por completo, viértela en frascos de vidrio de boca ancha.

Cocimiento

Un cocimiento es lo que haces siempre que filtras o hierves a fuego bajo café molido verdadero. Una infusión no es lo bastante fuerte para extraer las virtudes de las partes más duras de plantas, raíces, ramitas, cortezas o las semillas más grandes o duras. El cocimiento se realiza hirviendo las partes de las plantas en agua por un tiempo determinado, que puede variar de receta a receta. Las proporciones del material vegetal y el agua son similares a los de una infusión (ve más adelante). Cuando el remedio está listo para embotellarse, se debe colar, no filtrar, ya que algo de sedimento es deseable.

Un cocimiento, embotellado en frascos estériles y con tapa hermética, se conservará por cerca de un mes, en el refrigerador. Si aparecen pequeños glóbulos en la superficie del remedio, ha empezado a descomponerse y se debe añadir a la composta, ¡donde te beneficiará de alguna otra manera!

Infusión

¡Una infusión es lo que haces cada vez que preparas una taza de té! Una infusión estándar de remedio son 25 g de hierba seca (o 50 g de fresca): hojas, flores o semillas pequeñas, como las de hinojo o apio, en 600 ml de agua hirviendo. Esta cantidad produce una infusión cargada, que representa una serie de dosis por uno o, quizá, dos días. Una infusión es para uso a corto plazo.

La dosificación puede ser en cucharadas, vasos o tazas, cualquiera que sea la recomendación del remedio específico. Cuando se bebe, la infusión se debe diluir con una cantidad igual de agua caliente, de manera que se toma caliente, a menos que se indique lo contrario.

Inhalaciones

Se emplean para el sistema respiratorio superior y los senos faciales, o para las áreas urinaria o vaginal. En ambos casos, se acomoda en un lugar conveniente una palangana o cuenco pequeño que contenga agua muy caliente a la que se haya añadido un aceite volátil y terapéutico. El cuenco y la cabeza, o la parte inferior del cuerpo, según sea apropiado, se envuelven en toallas para retener el vapor, que es el agente terapéutico. Inhala por la nariz y exhala por la boca. 'Mueve' la parte baja contrayendo y relajando los músculos de la base pélvica en sucesión.

Si es posible que las inhalaciones por la parte baja del cuerpo se necesiten por un largo periodo, puede valer la pena adquirir (o improvisar) un palanganero movible, que es una silla con una palangana que se acomoda en el asiento, por lo general con una tapa con bisagra.

Aceite con medicamento

Usando cualquiera de los aceites que se enumeraron en el capítulo anterior, llena un frasco de vidrio de boca ancha con hierbas frescas, rompiéndolas lo más pequeñas posible. (Existe una corriente de pensamiento que cree que es perjudicial usar cualquier metal que contenga hierro para cortar material herbal para fines medicinales, por eso romper en lugar de cortar.) Una vez que el frasco esté lo más lleno posible, cubre el contenido con el aceite que elegiste. Pon la tapa al frasco.

Pon el frasco en un lugar soleado o en uno caliente, como el lugar de tender la ropa o encima de la chimenea. Agítalo bien al menos una vez al día por catorce días. Si pones el frasco al sol, cúbrelo con una tela negra o papel de estraza para proteger el color de las hierbas. Se recomienda que los catorce días empiecen desde la luna llena hasta la fase oscura, cuando el aceite se debe colar, pero no filtrar. Guarda lejos de la luz directa.

Ungüento

Puedes hacer un ungüento adaptando la fórmula de crema o loción que se proporcionó antes. Al cambiar las proporciones, pero reteniendo las cantidades o pesos generales, es posible hacer algo que la volverá más dura:

Ingredientes

Reduce las 16 partes de aceite con medicamento a 12 partes
Incrementa la cera de abeja a 6 partes
Aumenta la grasa animal o el petrolato a 6 partes

Método

Procede con el método como para la crema o loción.

Existe una fórmula alterna y dos métodos para prepararla.

Ingredientes

A 1 parte de hierba seca bien desmenuzada
o 2 partes de hierba fresca rompiéndola bien
añade 3 partes de grasa animal, o petrolato o aceite vegetal

Método 1

Usa una cacerola doble o la misma improvisación que se sugiere para la loción, pon todos los ingredientes en la parte superior de la vasija. Sin permitir que hierva rápido el agua en la parte baja de la vasija, y agitando ocasionalmente, deja a fuego bajo por 3 a 4 horas. Al final de este tiempo, cuela cualquier grumo de la mezcla pasándola por un pedazo de tela de algodón o de lino. Si has usado hierbas finamente pulverizadas o en polvo, no es necesario colar el ungüento, pero el contenido herbal puede acortar su duración.

Método 2

Coloca todos los ingredientes en una cacerola pesada de esmalte o barro, con una tapa que ajuste bien. Ponla en el fondo del horno (éste es un método ideal para personas con cocina económica) a baja temperatura, un horno muy bajo, alrededor de 110º C y deja por 6 a 8 horas. Durante la noche estará bien, después de este tiempo, sigue las instrucciones para colar, como se proporcionaron para el Método 1.

Cataplasma

Una cataplasma se hace de las partes materiales de una hierba o de alguna otra sustancia con la que se han mezclado hierbas o extractos herbales, por ejemplo, una infusión.

Corta finamente, desmenuza, rompe o licua el material que vas a emplear. Añade una pequeña cantidad de miel de panal si quieres que se adhiera mejor, o si se necesita una cualidad antibacteriana adicional en el apósito. Extiende el material en una tela de algodón o lino sin doblar, un pañuelo de hombre o un fragmento de una sábana vieja son ideales. (Usar una fibra creada por el hombre no es buena idea, ya que puede irritar la piel e impedir el movimiento necesario de humedad entre el material vegetal y la piel.) Permite una profundidad de cerca de 1.2 cm y un área ligeramente mayor que el área que debe cubrir la cataplasma. Dobla los bordes de la tela sobre el material herbal hasta que quede cubierto por completo.

Aplica la cataplasma a la zona afectada con una sola capa de tela pegada a la piel y los bordes doblados de la tela hacia el lado exterior. Mantén en el sitio con yeso pegajoso no elástico, o un vendaje ancho y suave. Por lo general, se tiene el propósito de que la cataplasma permanezca en su lugar por un mínimo de doce horas, por ejemplo, toda la noche, o por veinticuatro horas. Para una cataplasma muy pequeña, como una hoja doblada de hiedra para cubrir un grano, no se necesita tela para envolverla, sólo algo de yeso para mantenerla en su lugar.

Jarabe

Por lo general, el jarabe está hecho de un cocimiento de, digamos, frutas, como los escaramujos de rosa o de bayas de saúco, o de las flores. Primero haz el cocimiento, hirviendo bien para extraer toda la virtud del material vegetal. Cuela el cocimiento, después por cada 600 ml de líquido añade 500 g de azúcar de caña, o de miel pura, sin mezclar y natural. Vuelve a hervir, agitando todo el tiempo, y permite que hierva rápido por un minuto, aún agitando. Embotella de inmediato en frascos calientes. Tapa y guarda en el refrigerador o en un anaquel en un lugar fresco y seco.

Tintura

Es una forma de conservar las virtudes de una planta en forma casi indefinida. No es una alternativa directa para una infusión o un cocimiento por dos razones. Como se usa alcohol, extrae sustancias que el agua sola no puede extraer, por ejemplo resinas y aceites. Se emplea en dosis más pequeñas que las infusiones o los cocimientos y funciona con las energías del cuerpo a un grado mucho mayor que cualquiera de los dos, pero también a un nivel físico.

Una tintura se prepara como sigue: Llena un frasco de boca ancha con las hierbas frescas que elijas. Las hierbas frescas son mejores que las secas, ya que alguna virtud puede perderse en el proceso de secado. Cubre las hierbas que rompas (ve en 'Aceite con Medicamento', en la página 93, por qué romper en lugar de cortar) con alcohol puro o con una mezcla de cerca de cincuenta por ciento de agua pura con cincuenta por ciento de alcohol puro. Por 'puro' quiero decir brandy o whiskey, o, de preferencia, vodka o alcohol destilado en casa. En vez, se puede emplear un vino orgánico o vinagre de sidra, pero no debe diluirse con agua. Pon el frasco en un lugar cálido (como para un aceite con medicamento) agitándolo varias veces al día por catorce días, entre la luna llena y la nueva. Cuela en lugar de filtrar y pon en botellas estériles. Tapa y guarda en un lugar fresco y seco, no a la luz directa.

Consejos adicionales

Sin importar lo que prepares, siempre etiqueta los recipientes llenos, detallando el nombre de la fórmula o si es simple, la forma (cocimiento, tintura, etc.) y la fecha de preparación, ¡antes de que los guardes o los saques para usarlos! No congeles ninguna parte de tus medicamentos en cualquier etapa y siempre guárdalos fuera del alcance de los niños; no todos les causaran algún daño, ¡pero es frustrante que alguien devore todo tu jarabe de saúco!

Aplicaciones y dosis

Las preparaciones con agua son directas en su absorción de las energías fisiológicas de la planta. Son más apropiadas, como uso interno, para un clima cálido y síntomas agudos. El alcohol, cuando se usa en la preparación de tinturas, absorbe diferentes componentes del material vegetal. En otras palabras, las partes vegetales solubles en agua no necesariamente son solubles en alcohol y viceversa. Las energías de las tinturas a menudo son más sutiles que las infusiones o los cocimientos y son más apropiadas para el clima frío y condiciones crónicas.

Algunos individuos responden mejor a las preparaciones que se hacen en agua a las de alcohol o aceite y también es cierto lo contrario. A veces, la tintura tratará el problema opuesto del que se trata la infusión o el cocimiento. Se necesitarán experiencia y libros con más detalle para encontrar más información sobre este tema.

Reglas básicas

Están sujetas a variación de acuerdo al juicio del herbolario:

Dosis interna: hasta 3 veces al día
Infusión o cocimiento: 10 g por dosis (es decir, 30 g por día)
Tintura basada en alcohol: 50 a 100 gotas por dosis (hasta 300 por día)
Aceite esencial: 3 gotas por dosis (9 gotas por día)
Aplicaciones externas: compresas, por lo general, diluidas como para uso interno
Cataplasmas: no más de dos veces al día, pero se dejan por el tiempo que duren, es decir, 12 ó 24 horas. No se aconsejan por más de 24 horas.

Las personas más grandes necesitan dosis más grandes; los niños (las personas más pequeñas) necesitan dosis más pequeñas. Las dosis que se proporcionaron arriba se relacionan con adultos de tamaño medio. Aumenta o reduce la cantidad, según sea apropiado.

Las esencias florales como remedios

Los remedios florales funcionan igual de bien para ajustar problemas emocionales y mentales, además de algunos físicos. Los mejor conocidos son el de treinta y ocho esencias florales del doctor Bach y su combinación, el Remedio de Rescate. Los libros sobre este campo de remedios basados en las hierbas se listan en 'Lectura recomendada', páginas 145 y 146.

La preparación de los remedios florales es, a nivel práctico, un poco similar a preparar una infusión o una tintura, pero requiere mucha atención al sitio y la condición de las plantas productoras, la hora del día y las condiciones climáticas, además del foco espiritual de la persona que la prepara. Con este fin, los remedios florales representan un puente entre la medicina herbal y esotérica de los practicantes aborígenes y las prácticas materialistas y herbales de origen europeo. Existen dos métodos, uno u otro es más apropiado para el tipo de flor que escojas para convertir en una esencia. No estás restringido a la gama que escogió el doctor Edward Bach y se han desarrollado muchas gamas más en años recientes; todas incorporan lo esotérico además de la fuente herbal de la curación.

El método solar

Escoge un sitio en que las flores (una especie a la vez) crezcan de manera natural y libre, lejos de cualquiera de los contaminantes potenciales que se indican en 'Dónde Cosechar', páginas 42 y 43. Escoge un día brillante y soleado que parezca bien estable. Necesitas las siguientes herramientas y sustancias adicionales:

- un tazón de vidrio sin decoraciones (no a prueba de fuego), más o menos del tamaño de un tazón de cereal
- un jarro de vidrio
- un embudo de vidrio
- 2 botellas con tapas de rosca, una de cerca de 300 ml, el otro de cerca de 600 ml
- volúmenes iguales de alcohol bueno (brandy es lo que se usa en las esencias de preparación comercial) y agua fresca de pozo o manantial. *No* uses agua destilada o de la llave.

Entre las 8 y las 9 de la mañana, lleva tu tazón al sitio de la planta. Llena el tazón con el agua que llevaste contigo en la más pequeña de las dos botellas, pon aparte la botella con su tapa puesta, ya que la necesitarás de nuevo. Escoge, cuando sea posible, las flores con tallos y agítalos hacia la superficie del agua o inclínalos con una ramilla o tallo de la misma planta. No toques las flores con los dedos y (esto es especialmente importante) desde el momento en que llenas el tazón de vidrio con agua, no dejes que una sombra, la tuya, la de otras plantas, otras criaturas o nubes, pase a través de la superficie del agua. Si esto sucede, deja el proceso y comienza de nuevo otro día.

Una vez que la superficie del agua se ha cubierto de flores, todas en su mejor condición y de tantas plantas como sea posible en la colonia de plantas que hayas escogido, permite que el tazón repose al sol en ese sitio. Debes terminar toda la preparación para poco antes de las 9 a.m. Permanece cerca del tazón como guardián para protegerlo de las sombras de las criaturas y concéntrate en la energía del sol que está transfiriendo las energías de las flores al agua.

El agua es una sustancia sorprendente, sobre la que se han escrito libros completos y ¡de la cual se debería saber más en general! El agua se potenciará mediante la energía de las flores iluminadas por el sol. Debes detener el proceso alrededor del medio día, después de que la energía del sol empiece a reducirse, después de dejar que reciba tres horas más o menos, de acuerdo a tu intuición.

Las flores se deben retirar de la superficie del agua usando más tallos o ramitas de las mismas plantas. Una vez que la superficie esté limpia, puedes decantar el agua al jarro y verterlo con cuidado a la botella de nuevo. En el lugar, o en casa, en cualquier caso, tan pronto como sea posible, mezcla el agua potenciada con un volumen igual de alcohol en la botella más grande. En todo momento, trata la botella de agua potenciada como si fuera lo más precioso que hayas manejado alguna vez. Trata la mezcla de alcohol y agua en la misma forma, ésta es la botella madre.

A una botella de 30 ml, con gotero y llena de alcohol, añade dos gotas de la botella madre; es tu botella de materia prima. De esta botella tomas gotas para botellas de dosis. La botella de dosis también debe ser de 30 ml y tener gotero. Se puede llenar con agua de manantial o pozo y a ella se añaden gotas de la selección de remedios que se elijan. El número de gotas depende de la elección del practicante, puedes ser tu propio practicante, ya que personas sin entrenamiento pueden utilizar con seguridad las esencias florales y así fueron planeadas por el doctor Bach.

El método de ebullición

Este método también necesita un día bueno para la selección de las flores. De nuevo, llevas la vasija al sitio, pero esta vez debe ser de barro o esmalte. En ella debes poner las flores, usando el mismo método que se esbozó antes para el método solar. Cuando la cacerola esté llena en tres cuartas partes de flores, con tallos de no más de cerca de 3.7 cm de largo, pon la tapa y llévala con mucho cuidado y reverencia a la casa. Una vez ahí, las flores se deben cubrir con agua pura de pozo o manantial, hasta 300 ml.

Sin la tapa, pon a hervir la cacerola y hierve a fuego bajo por media hora. Si las flores necesitan hundirse durante este tiempo, usa una ramita para empujarlas hacia abajo, una ramita de la misma planta. Vuelve a poner la tapa cuando termine el tiempo de cocción y deja la cacerola fuera para que se enfríe. Cuando esté fría, se debe filtrar la esencia. El papel filtro es el único artículo extra que necesitarás. Como se expuso antes, los dedos no deben ponerse en contacto con las flores o el agua en que se han hervido.

Después de filtrar la esencia y enfriarla, combínala con el mismo volumen de alcohol que el que tienes de esencia. A partir de este punto, sigue las instrucciones del método solar.

Estas técnicas de preparación se parafrasean (con su permiso) del libro de Julian Barnard: *Las Hierbas Curativas del Doctor Bach*. Ésta es un área de la medicina herbal que crece en su aplicación y que creo que se debe conocer mejor. Es como en la herbolaria más convencional, accesible a todos, sin un entrenamiento especial.

Capítulo diez
Fórmulas y problemas específicos

Aunque la cultura occidental en general, tanto en lo religioso como en lo filosófico, trata de negar al individuo una expresión personal de cualquier espiritualidad que pueda sentir, existen muchas personas que están conscientes de una energía que procede de alguna conexión profunda con una fuente más allá de ellas. Las personas lo interpretan de diferentes maneras y tienen sus propios nombres para ella. Si te parece bien, te propongo entregarte a esto y usar todo lo que te parezca correcto como una forma de pensamiento con intención de amor, buena voluntad, armonía o como quiera que lo experimentes. Usa esto en especial al preparar el alimento y, por supuesto, los remedios; produce una verdadera diferencia. No escuches los boletines de noticias mientras lo haces, ya que esa forma de negatividad es dañina.

En general, siempre he encontrado que las simples funcionan mejor en cualquiera que sea la forma apropiada. En cualquier caso, la mayoría de los problemas para los que te llamen no serán complicados, de manera que una simple funciona mejor. Sin embargo, he diseñado y adaptado algunas fórmulas, que se proporcionan a continuación.

Jood's Jollop

Es una fórmula interminablemente útil que creé hace veinte años. Fue la primera fórmula que inventé por mí misma y tiene una amplia aplicación como demulcente o transportador de flemas y mucosidades para personas de todas edades. Recibió el nombre de mi familia. Sirve para catarro, sea que esté llenando los senos nasales en la forma que produce esos terribles y congestionados dolores de cabeza, que esté obstruyendo las vías respiratorias después de un resfriado, o para personas con bronquitis crónica que no pueden carraspear la flema en sus tubos bronquiales, o, de hecho, para la mucosidad que obstruye cualquier parte del cuerpo.

Ingredientes

25 g de cada de una de las siguientes hierbas secas:

Hojas de fárfara
Hojas de tomillo
Semilla de alholva molida
800 ml de agua fría de manantial

Método

Añade las hierbas al agua en una cacerola doble (de esmalte) y pon a calentar lentamente. Agita la mezcla de vez en cuando, ya que la alholva tiene el hábito de pegarse al fondo de la cacerola. Hierve a fuego bajo por cerca de 2 horas, o hasta que la mezcla parezca cieno café verdoso.

Después pon 2 cucharadas generosas de miel buena (sin panal) en un jarro de un litro o en una palangana con boquilla y cuela el cieno en esto a través de un cedazo de abertura moderada, obligándolo con una cuchara de madera. Debe quedar muy poco residuo. Raspa el lado inferior del cedazo para estar seguro de que todo el cieno pasa a la miel. Agita bien para asegurar que la miel está bien disuelta y amalgamada con el resto.

En una botella de vidrio de 600 ml, vierte 2 cucharadas de buen whiskey. Enjuaga con él las paredes de la botella, lo que asegurará doblemente la esterilidad de la botella y después vierte la mezcla de cieno y miel. Tapa y agita bien.

Dosis

La dosis es una cucharadita de postre no menos de 5 veces al día para adultos y el mismo número de veces, pero con cucharita de café, para niños de menos de ocho años de edad. Agita bien antes de usarlo... ¡el alcohol suele elevarse y el cieno a hundirse!

Cataplasma para hernia

La siguiente es una fórmula que he usado recientemente para la hernia de mi esposo. Me la dio un amigo (un farmaceuta occidental calificado antes de que se entrenara en medicina china) que practica la medicina china usando acupuntura y hierbas chinas. Esta fórmula tiene el propósito de fortalecer y rejuvenecer los tejidos laxos que causan la hernia, la cual se encuentra en el cuadrante inferior derecho del abdomen. Ésta es la fórmula, pero, como verás, requiere de más que los simples materiales.

Ingredientes

Arcilla bentonita seca, en polvo (se obtiene con un proveedor de un alfarero)

Tintura de consuelda (*Symphytum*)
Tintura de caléndula (*Calendula*)
Las tinturas puedes comprarlas o hacerlas.

Método

Mide un volumen de polvo de bentonita que estimes sea suficiente para cubrir generosamente el área inflamada de la hernia a una profundidad de cerca de 1.5 cm. Mide un volumen igual de agua de manantial y añádela a la bentonita. A esto añade 1/5 del volumen del agua de cada una de las tinturas; por ejemplo, si has empleado 50 cc de arcilla y 50 cc de agua, necesitas 10 cc de tintura de consuelda y 10 cc de tintura de caléndula. Mezcla esto con un instrumento de madera o hueso hasta que toda la humedad se absorbe en la arcilla.

En este punto, toma una bola de la mezcla en tu mano, después de dividirla en partes más o menos iguales, cada trozo ajustando cómodamente en la palma de tu mano; se debe sentir como plastilina suave. Concentra tu mente en la energía curativa de las plantas y en el polvo volcánico, que es la bentonita y en la energía que la extrajo del interior de la Tierra. Siente la energía de tus manos aumentando la energía de la planta y la arcilla. Conforme te concentras en esta forma, amasa cada trozo de arcilla. Una vez que estés satisfecho de que cada trozo se ha trabajado y energizado en forma adecuada, no hay límite de tiempo, es sólo cuando tú sientas que ya está listo, pon ese trozo a un lado y comienza con el siguiente, de la misma manera.

Al final, amalgama todos los pedazos y da forma a la pieza única sobre la hernia. Yo uso una lámina de plástico sobre la cataplasma para impedir que se seque o manche las sábanas y la sujeto atándola con una bufanda de seda que anudo sobre la cadera de mi marido. ¡Se ve muy reanimado! Duerme con ella en el punto, retirándola en la mañana.

Cataplasma para tejido de cicatrización

Otra fórmula de cataplasma es como sigue y es útil para tejido de cicatrización, sea por accidente o por cirugía.

Ingredientes

Polvo de olmo norteamericano
Raíz de consuelda, descascarada y licuada

Método

Usa volúmenes iguales del polvo de olmo norteamericano y raíz de consuelda. Convierte los ingredientes en una pasta. Usa el mismo foco de atención que con la cataplasma de bentonita.

Esta cataplasma se puede usar en cualquier momento después de que se han eliminado todas las costras de la herida, incluso se ha sabido que las cicatrices antiguas responden a esto. Aplica la pasta en forma liberal sobre toda el área de la cicatriz y sujeta al lugar de la forma que sea apropiada.

Nota: El polvo de olmo norteamericano es totalmente distinto al alimento de olmo norteamericano que se combina con harina y otros productos. Para todos los propósitos medicinales es el polvo de olmo norteamericano el que se requiere.

Sistema inmune y Essiac

En la sección de cáncer del Capítulo Seis, mencioné el Essiac. Esta fórmula hace maravillas para un sistema inmune agotado, sin importar cuál trastorno es el resultado de este agotamiento.

El Essiac tiene tres actividades: limpia la sangre, limpia el hígado y oxigena las células. Como resultado de usarlo, una persona enferma se siente con más energía y tiene una sensación mucho mayor de bienestar. La fórmula se originó entre los indios Ojibwe de Norteamérica, uno de los cuales se la dio a una mujer blanca aproximadamente a finales del siglo antepasado. Ella, a su vez, la dio a una enfermera muy calificada y experimentada en un hospital de Ontario, en 1922. El nombre de la enfermera era Rene Caisse, la cual, por alguna razón, decidió invertir su apellido para dar un nombre a la fórmula.

Muchas historias románticas se han tejido en torno al uso de Essiac y numerosas 'curas' se han vinculado a él. Conozco en persona a muchos individuos que se han beneficiado enormemente de usarlo y han desconcertado a sus médicos al trastornar su prognosis. Personas cuyos seres queridos murieron mientras tomaban Essiac, cuando su enfermedad estaba demasiado avanzada para invertirse, también han registrado una mejor calidad de vida, que incluye una reducción del dolor al mínimo. Antes de que te dejes llevar por la idea del Essiac como una cura milagrosa, por favor, recuerda que ningún remedio, cualquiera que sea, funciona el cien por ciento de las veces para todos.

El místico número 4 tiene una posición prominente en la filosofía de los Ojibwe y esto se refleja en la fórmula.

Ingredientes

Lampazo, raíz (*Arctium lappa*)
Acetosa, hoja (*Rumex acetosella*)
Olmo norteamericano, polvo (*Ulvus fulma*)
Ruibarbo turco, raíz en polvo (*Rheum officinale*)

Las proporciones de estos 4 ingredientes son múltiplos de 4:

24 partes de raíz de lampazo
16 partes de acetosa
4 partes de olmo norteamericano
1 parte de ruibarbo turco

Método

Añade 100 g de la fórmula, en las proporciones adecuadas de los 4 ingredientes secos, a 5 litros de agua de manantial, una vez que el agua empiece a hervir. Usa un recipiente de 10 litros para hervir esto por 12 minutos. Verifica que todas las hierbas estén sumergidas en el líquido; vuelve a poner la tapa y deja que el cocimiento se impregne por un mínimo de 6 horas (es ideal toda la noche). Después retira la tapa de nuevo y revuelve bien. Vuelve a poner la tapa y deja que se impregne por un mínimo de 6 horas más.

Vuelve a calentar. Cuela pasando a botellas estériles y calientes, etiqueta y usa. La duración promedio es de cerca de un mes.

Dosis

La dosis es 4 cucharadas diluidas con una cantidad igual de agua de manantial hirviendo. Para que sea más efectiva, esta dosis se debe tomar en ayunas, 2 horas antes de la dosis sin alimento o bebida y una hora después. Para alguien que está en verdad enfermo, se pueden tomar 3 dosis al día, éste es el máximo que se puede usar. Prueba a tomar la primera dosis al despertar y esperar una hora para el desayuno; comer, digamos, a la 1 p.m. Acabarás de comer para la 1:30 p.m., así que no bebas nada hasta las 3:30 p.m., cuando tomas la segunda dosis. Espera otra hora y a las 4:30 p.m. puedes tomar té, si tienes ganas. Cuando hayas decidido a qué horas quieres acostarte, no comas ni bebas por 2 horas antes de esa hora, después toma la última dosis del día y vete a acostar.

Efecto de tomar Essiac

Después de 6 a 8 semanas de tomar Essiac 3 veces al día, será posible ver cambios claros en tu estado de salud. Algunas personas tienen cambios rápidos, en otras suceden con más lentitud. No te desalientes ni exaltes por esto, ya que cada sistema de las personas tiene su propio paso. La reducción del dolor puede suceder en menos de 3 a 4 días de comenzar a tomar esta fórmula.

Una vez que te sientas seguro que ha tenido lugar una mejoría, elimina la dosis del medio día y toma dos dosis al día por los siguientes 3 a 4 meses. Después, puedes sentir que es el momento correcto para eliminar otra dosis. La dosis vespertina puede ser la mejor para conservar, pero tú debes decidir, ya que conoces mejor tu cuerpo. Lo sugiero sólo porque la sangre se concentra en el hígado cuando nos recostamos, así que se simplifica el trabajo de la dosis. Continúa con una dosis al día por cerca de 6 meses. Entonces, se puede tomar una dosis de mantenimiento de, digamos, dos veces a la semana. Algunas personas toman esta fórmula como un profiláctico, una dosis al día desde el principio.

Cocimiento para uso general

Ingredientes

50 g de cebada (orgánica)
4 litros de agua de manantial
2 naranjas o 2 limones (orgánicos, si es posible)
100 g de polvo de glucosa

Método

Hierve a fuego bajo la cebada y el agua hasta que la cebada esté suave y el agua se haya reducido a la mitad. Si las frutas no son orgánicas, lávalas primero, después pélalas con cuidado y corta la parte comestible poniéndola en el líquido. Si se emplea fruta orgánica, se puede lavar y rebanar directamente al líquido. Agrega revolviendo el polvo de glucosa hasta que se disuelva.

Permite que el cocimiento se impregne por cerca de 12 horas... quizá toda la noche. Exprime los pedazos de fruta cítrica y descarta las cáscaras. Embotella el cocimiento y usa tan pronto como puedas, mientras aún está fresco.

El agua de cebada y limón o naranja es nutritiva, calmante y refrescante, aunque el cítrico la puede hacer difícil de beber para personas con paperas, sarampión o varicela. Si al paciente no le gusta, ¡el cuidador puede disfrutar de sus cualidades!

Pesos, medidas y conversiones

Medida de pesos de boticarios

(Diferente a los pesos normales.)

- 20 granos = 1 escrúpulo
- 3 escrúpulos = 1 dracma
- 8 dracmas = 1 onza
- 12 onzas = 1 libra = peso Troy, (medida de metales preciosos)

Medida de volúmenes de boticarios

- 1 mínim = 1 gota
- 60 gotas = 1 dracma
- 8 dracmas = 1 onza
- 4 dracmas = 1 cucharada = 20 ml
- 2 onzas = 1 vaso de vino
- 3 onzas = 1 taza de té
- 20 onzas = 1 pinta
- 1.76 pintas = 1 litro
- 8 pintas = 1 galón

Problemas específicos: cómo tratarlos

Cuando tenía que hacer frente a una persona enferma o a un accidente, quería encontrar un libro que tuviera una lista de los problemas y qué los ayudaba. Por lo tanto, en esta sección se encuentra una lista en los siguientes grupos: Accidentes, Trastornos, Infecciones, Parásitos y Reproducción Femenina. Bajo esos encabezados se listan las hierbas que son útiles. Estas listas distan de ser completas, pero las hierbas son comunes en el campo y se pueden cultivar o comprar de proveedores.

Fórmulas y problemas específicos   113

Embarazo

Como el embarazo es un momento muy especial para las mujeres, lo he separado de las tablas.

Dieta

Durante el embarazo, es bueno que tú y el bebé en crecimiento ingieran alimentos nutritivos, en especial para prevenir y recuperarse de la anemia. Incluye lo siguiente en tu dieta:

- Brotes de alfalfa
- Aguaturma, al vapor
- Espárragos, al vapor
- Raíz de lampazo, al vapor
- Álcine, en ensaladas y sopas
- Achicoria, en ensaladas
- Hoja de consuelda, en ensaladas
- Diente de león, hoja y raíz
- Polen de Flor, también se conoce como polen de abeja
- Musgo de Irlanda (vegetal marino), como postre, aderezado con tres gotas de aceite de naranja, rosa o limón
- Mastuerzo, hojas y flores en ensaladas y tés, las semillas en escabeche
- Ortiga, hojas frescas y jóvenes como verdura, secas como té
- Nogal, como nuez o en escabeche
- Berro, en ensaladas y sopas

Accidentes	Plantas terapéuticas	Parte de la planta empleada	Forma que se usa	Método
Quemaduras	Sábila	gel del interior de la hoja	como está	Cubre toda el área de la quemadura con cualquiera de estos 4 remedios. Usa el Remedio de Cuatro Flores o de Rescate líquido como uso interno en cuanto tiene lugar la quemadura, al llegar al lugar y posteriormente.
	Hierba puntera (*Sempervivum tectorum*)	como arriba	como arriba	
	Lavanda (*Lavandula officinalis*)	aceite esencial	puro	
	Líquido y crema de Rescate o de Cinco Flores		como se obtiene	
Torceduras	Consuelda (*Symphytum officinale*)	raíz	cataplasma o ungüento	El ungüento y el vendaje de crepé son útiles durante el día, la cataplasma y el vendaje de crepé en la noche.
Espinas	Zarzamora (*Rubus villosus*)	hoja	como está	Aplica al sitio con la parte inferior de la hoja hacia la piel; usa un emplasto pegajoso para mantener en el sitio.
Huesos rotos	Consuelda (*Symphytum officinale*)	raíz	cataplasma	Al principio Cinco Flores o Rescate. Bebe la infusión con regularidad el primer día. Usa la cataplasma después de que se retire el yeso.
	hoja	infusión		

Fórmulas y problemas específicos

Accidentes	Plantas terapéuticas	Parte de la planta empleada	Forma que se usa	Método
Cuerpos extraños en el ojo	Líquido de Cinco Flores o de Rescate		enjuague ocular	*Siempre* diluye antes de usar en el ojo. Enjuaga directamente con gotero. Lava el ojo para quitar la infusión, 2 cucharaditas de hierba en 1 taza de agua hirviendo. Enfría para usar como la eufrasia.
	Eufrasia (*Euphrasia officinalis*)	planta	infusión	
	Salicaria (*Lythrum salicaria*)	flores y hojas	infusión	
Trastornos				
Acidez estomacal e indigestión	Equiseto (*Equisetum arvense*)	tallo estéril (después de fructificar)	cenizas	3 a 10 granos entre comidas
Juanetes	Hiedra (*Hedera helix*)	hoja	hoja en tintura	Remoja las hojas en vinagre de sidra de manzana frío por una semana (o más). Aplica la hoja al juanete, una por 24 horas. Repite según sea necesario y usa zapatos planos y *cómodos*.
Furúnculo a extraer	Hierba doncella (*Vinca minor*, o *major*)	hoja	cataplasma	Corta las hojas finamente. Mezcla con miel de panal. Aplica una capa gruesa por 24 horas. Continúa hasta que sea efectivo.

Trastornos	Plantas terapéuticas	Parte de la planta empleada	Forma que se usa	Método
Furúnculo para vaciar	Consuelda (*Symphytum officinale*)	raíz	cataplasma	Corta, pica o licua la raíz limpia. Aplica una capa gruesa como cataplasma por 24 horas.
Furúnculos para lavar entre vendajes	Anagalis (*Anagallis arvensis*)	planta	infusión o tintura	Para todos los siguientes: infusión sin diluir o 5 a 10 gotas de la tintura en ½ taza de agua caliente.
	Salvia (*Salvia officinalis*)	hoja	infusión o tintura	como arriba
	Hierba de San Juan (*Hypericum perfoliatum*)	planta	como arriba	como arriba
	Tanaceto (*Tanacetum vulgare*)	planta	como arriba	como arriba
	Tomillo (*Thymus vulgaris*)	planta	como arriba	como arriba
	Tormentila (*Potentilla tormentilla*)	planta	como arriba	como arriba
	Milenrama (*Achillea millefolium*)	planta	como arriba	como arriba
	Essiac	ve el Capítulo 10	fórmula	Dos veces al día hasta 6 semanas después de que se eliminan.

Fórmulas y problemas específicos

Trastornos	Plantas terapéuticas	Parte de la planta empleada	Forma que se usa	Método
Quistes	Hierba doncella (*Vinca*)	hoja	cataplasma	Aplica la cataplasma por las 24 horas, mezclado con miel de panal, hasta que el quiste se reviente.
	Essiac	ve el Capítulo 10	fórmula	Dos veces al día hasta 6 semanas después de que se eliminan.
Venas Varicosas	Essiac	ve el Capítulo 10	fórmula	Como arriba.
	Lampazo (*Arctium lappa*)	raíz del primer año	come como es y cocimiento	Come como verdura y enjuaga con el cocimiento.
	Geranio (*Geranium maculatum*)	planta	infusión	Usa como enjuague.
	Ajo (*Allium sativum*)	bulbo (raíz)	como es	Come todos los días, 3 veces, crudo en un sándwich
	Hiedra terrestre (*Nepeta hederacea*)	planta	infusión	Úsala como enjuague.
	Pensamiento silvestre (*Viola tricolor*)	planta	infusión	Bébela y úsala como enjuague.
	Caléndula (*Calendula officinalis*)	flor	ungüento	Aplica bajo vendaje seco, diario.

Trastornos	Plantas terapéuticas	Parte de la planta empleada	Forma que se usa	Método
Ojos irritados	Arándano (*Vaccinium myrtillus*)	hoja, antes de fructificar	infusión	Enjuaga los ojos usando gotero para hacerlo directamente.
	Eufrasia (*Euphrasia officinalis*)	planta	infusión	como arriba
	Salicaria (*Lythrum salicaria*)	flores y hojas	infusión	como arriba
	Milenrama (*Achillea millefolium*)	planta	infusión	Como arriba
Úlceras bucales	Sándalo (*Santalum album*)	médula	aceite	2 gotas en ½ vaso de agua caliente, enjuaga.
	Bistorta (*Polygonum bistorta*)	planta	cocimiento	como enjuague bucal.
	Zarzamora (*Rubus villosus*)	hojas	infusión	como arriba
	Salvia (*Salvia officinalis*)	planta	aceite	3 gotas en agua caliente como gárgaras.

Fórmulas y problemas específicos

Trastornos	Plantas terapéuticas	Parte de la planta empleada	Forma que se usa	Método
	Acedera menor (*Oxalis acetosella*)	hojas frescas	como es	Mastica.
	Frambuesa (*Rubus idaeus*)	hoja	infusión	Como enjuague bucal.
	Acetosa (*Rumex acetosella*)	hoja	infusión	como arriba
	Milenrama (*Achillea millefolium*)	planta	cocimiento	como arriba
	Romaza amarilla (*Rumex crispus*)	planta	infusión	como arriba
Úlcera péptica (estomacal)	Sábila	gel o jugo	fresco o comercial	Bebe.
	Enebro y Geranio (*Juniperus communis, Pelargonium odorantissimum*)		aceites esenciales	2 gotas de cada un en ½ taza de agua caliente; bebe.
	Musgo de Irlanda (*vegetal marino*)	planta	cocimiento	Endulza y adereza con aceite de limón y miel.

Trastornos	Plantas terapéuticas	Parte de la planta empleada	Forma que se usa	Método
	Avena (*Avena sativa*)	cereal y tallo	cocimiento	Bebe con frecuencia: gachas muy aguadas de harina de avena, coladas.
	Caléndula (*Calendula officinalis*)	flores	infusión	Bebe con frecuencia.
	Ulmaria (*Filipendula ulmaria*)	flores	infusión	Bebe con frecuencia.
	Olmo norteamericano (*Ulmus fulva*)	corteza (en polvo)	infusión o añadida a sopas	Bebe con alimentos o sola.
	Violeta (*Viola riviniana*)	flores	infusión	Bebe con frecuencia.
	Milenrama (*Achillea millefolium*)	planta	infusión o tintura	Bebe en ambas formas, con frecuencia (ve la dosis en el capítulo 9).
Herpes facial	Trébol de pantano (*Menyanthes trifoliata*)	hojas	infusión	Enjuaga a menudo con la infusión.
Acne	Essiac		fórmula	Dos veces al día para limpiar hígado y sangre.

Fórmulas y problemas específicos

Trastornos	Plantas terapéuticas	Parte de la planta empleada	Forma que se usa	Método
	Lampazo (*Arctium lappa*)	hojas	cocimiento	Bebe y usa como enjuague.
		raíces frescas	infusión fría	Ralla fina la raíz e impregna en un volumen igual de agua fría por 24 horas. Exprime la raíz para extraer toda el agua. Toma dos cucharaditas cada hora por hasta 10 veces al día.
	Ajo (*Allium sativum*)	raíz	como es	Muchos, crudos en la dieta, todos los días.
Verrugas	Hiedra (*Hedera helix*)	hojas	cataplasma	Escabecha las hojas en vinagre de sidra de manzana frío por 7 días. Usa una, doblada para que ajuste, atada por 24 horas. Repite todos los días, por 3 días. Repite si es necesario. (El escabeche se conserva indefinidamente.)
	Celidonia (*Chelidonum majus*)	savia	como es	Aplica la savia lechosa directo del tallo a la verruga.
	Caléndula (*Calendula officinalis*)	savia	como es	Como arriba
Cólico	Alcaravea (*Carum carvi*)	semilla	infusión	Bebe a sorbos, caliente, poco y a menudo, hasta que produzca alivio.

Trastornos	Plantas terapéuticas	Parte de la planta empleada	Forma que se usa	Método
	Hinojo (*Foeniculum vulgare*)	semilla	infusión	como arriba.
	Eneldo (*Anethum graveolens*)	semilla	infusión	como arriba.
Heridas inflamadas	Margarita mayor (*Leucanthemum vulgare*)	planta	ungüento con manteca clarificada	Aplica con liberalidad. Cubre y cambia una vez al día, lavando con agua oxigenada entre vendajes.
Migraña	Matricaria (*Chrysanthemum parthenium*)	hojas	como es o infusión	Come o haz infusión y bebe 6 hojas al día para prevenir o como remedio.
	Lirio azul (*Iris versicolor*)	raíz	en polvo	Combina una cucharadita de polvo en una taza de infusión.
	Trébol de pantano (*Menyanthes trifoliata*) o lirio azul	hojas secas	infusión	
	Trébol de pantano	raíz	tintura	Combina 1:1 y toma 10 a 20 gotas al día.
	Llantén (*Plantago lanceolata*)	hojas frescas	tintura	
		hojas frescas	macerada	Sujeta como cataplasma.

Fórmulas y problemas específicos 123

Trastornos	Plantas terapéuticas	Parte de la planta empleada	Forma que se usa	Método
Piel reseca (zonas en todos lados)	Lavanda (*Lavendula officinalis*)	aceite aceite	3 gotas en un portador	Aceite de girasol o de semilla de uva como portador.
	Trébol de pantano (*Menyanthes trifoliata*)	hojas secas	infusión	Bebe todos los días.
	Abedul (*Betula pendula*)	brotes	en ensaladas	Come a menudo durante la estación.
	Lampazo (*Arctium lappa*)			
	Manzanilla (*Matricaria chamomilla*)	flores		
	Calamento (*Nepeta cataria*)	planta		
	Álcine (*Stellaria media*)	planta	fresco o seco	Come como ensalada en la estación, a menudo; o como sopa, o secas, mezcladas y que se usan a menudo como té.
	Pensamiento silvestre (*Viola tricolor*)	flor		
	Ulmaria (*Filipéndula ulmaria*)	flor		

Trastornos	Plantas terapéuticas	Parte de la planta empleada	Forma que se usa	Método
	Llantén (*Plantago lanceolata*)	hoja	fresca o seca	Come con ensalada en la estación, a menudo; o como sopa, o secas, mezcladas y que se usan a menudo como té.
	Sen (*Prunella vulgaris*)	planta		
Caspa	Romero (*Rosmarinus officinalis*)	hojas o aceite	infusión o aceite	Infusión o 4 gotas de aceite en agua para enjuagar. Frota el cuero cabelludo vigorosamente como enjuague.
Soriasis en cuero cabelludo	como arriba	como arriba	Como arriba,	media taza enfriada añadiendo yema de huevo. Usa en lugar de champú, frota bien, enjuaga en forma adecuada.
Insomnio, sueño inquieto, pesadillas	Pasionaria (*Passiflora incarnata*)	Flores	Infusión	Combinados como infusión, toma todas las noches por no más de 14 noches.
	Lúpulo (*Hummulus lupulus*)	flores	infusión	
	Valeriana (*Valeriana officinalis*)	raíz (en polvo)	con lo anterior	Toma una taza todas las noches hasta 14 noches.
	Esencias florales, por ejemplo, 'Hierbas Curativas'			Escogidas por uno o por un profesional.

Fórmulas y problemas específicos 125

Trastornos	Plantas terapéuticas	Parte de la planta empleada	Forma que se usa	Método
Anemia	Mastuerzo (*Tropaeolum majus*)	hoja, flor o semilla	cruda o infusión	Usa en ensaladas o tés. Escabecha las semillas para usar en invierno.
	Ortiga (*Urtica dioica*)	hoja	fresca o seca	Fresca como ensalada, seca como té.
	Berro (*Nasturtium officinale*)	hoja	fresca	Come como vegetal, en ensaladas o sopas, o en una infusión o té.
Soriasis en el cuerpo	Lavanda (*Lavandula officinalis*)	flor	aceite	4 gotas
	Sándalo (*Santalum album*)	médula	aceite	Combina 8 gotas con 100 g de manteca clarificada. Usa según se necesite.
	Rosa (*Rosa canina*) (y otras)	pétalos	aceite	4 gotas
	Germen de trigo	de la semilla	aceite	2 cucharaditas.
Reumatismo	Apio (*Apium graveolens*)	semilla	infusión	Bebe en lugar de té o café, por semanas o meses.
	Pensamiento silvestre (*Viola tricolor*)	planta	infusión	como arriba

Trastornos	Plantas terapéuticas	Parte de la planta empleada	Forma que se usa	Método
	Lampazo (*Arctium lappa*)	raíz	rallada o aceite	Cataplasma o fricción.
	Álcine (*Stellaria media*)	planta	baño con la infusión o la tintura	Para dolor agudo. Si se usa muchos meses restaura la movilidad.
	Ortiga (*Urtica dioica*)	hojas jóvenes, frescas o secas		Come en la estación y bebe la infusión todo el año.
Urticaria	Ortiga (*Urtica dioica*)	hojas jóvenes	aceite	Aplica liberalmente.
Heridas infectadas que no fluyen	Hierba doncella (*Vinca major o minor*)	hojas	cataplasma	Cambia cada 24 horas por hasta 3 días.
Varicosidad Flebitis Trombosis Hemorroides	Milenrama (*Achillea millefolium*)	planta	baño y tintura	Remoja el área afectada con agua caliente con 10 gotas por cada 600 ml de agua. Bebe 5 gotas en una taza de agua caliente, 3 veces al día.
	Cacao (*Theobroma cacao*)	nueces	'crema'	Haz una pasta con hamamelis y crema de cacao. Aplica según se necesite.
	Hamamelis	árbol	infusión	
	Zurrón del pastor (*Capsella bursa-pastoris*)	planta	tintura	Enjuaga, baño de asiento.

Trastornos	Plantas terapéuticas	Parte de la planta empleada	Forma que se usa	Método
	Tormentila (*Potentilla tormentilla*)	raíz, planta	tintura	Combina ambas tinturas, diluye a 10 gotas por 600 ml. Usa un enjuague o baño de asiento. (Nota: No comas carnes rojas.)
	Avena (*Avena sativa*)	semilla y planta	tintura	
	Trementina	savia de árbol	como es	como arriba
	Aliso (*Alnus serrulata*)	corteza	hervida en vinagre	como arriba
Callos	Hiedra (*Hedera helix*)	hojas	en vinagre	Impregna las hojas cubiertas con vinagre de sidra de manzana por 7 días. Aplica una hoja doblada por callo cada 24 horas. Repite por 3 días.
Infecciones				
Sarampión Varicela Escarlatina Rubéola	Anagalis (*Pimpernella magna*)	planta	tintura	5 a 10 gotas en azúcar de caña o miel, 3 veces al día.
	Milenrama (*Achillea millefolium*)	planta	infusión	Bebe a menudo.

Infecciones	Plantas terapéuticas	Parte de la planta empleada	Forma que se usa	Método
Tos y resfriados (con y sin fiebre)	Flor de saúco (*Sambucus nigra*)	flores	infusión o jarabe	Según se requiera hasta lograr el alivio.
	Baya de saúco (*Sambucus nigra*)	fruta	como arriba	como arriba
	Escaramujo de rosa (*Rosa canina*)	fruta	como arriba	como arriba
	Fárfara (*Tussilago farfara*)	hoja	como arriba	Como arriba (también ve la fórmula Jollop, páginas 104 a 105).
	Zarzamora (*Rubus villosus*)	hojas	infusión o tintura	3 tazas de infusión por día (1/2 para niños). 4 gotas en agua caliente, cada hora.
Diarrea	Vellosilla (*Hieracium pilosella*)	planta	cocimiento	3 tazas al día
	Zanahoria (*Daucus carota*)	raíz	sopa	
	Canela (*Cinnamomum zeylanicum*)	corteza en polvo	Una cucharadita	rasa en 1 taza de leche caliente.
	Tormentila (*Potentilla tormentilla*)	raíz	tintura	Combinada 1:1, 6 gotas en agua caliente cada hora con el estómago vacío.

Fórmulas y problemas específicos 129

Infecciones	Plantas terapéuticas	Parte de la planta empleada	Forma que se usa	Método
Garganta irritada Amigdalitis	Avena (*Avena sativa*)	Planta y semilla	tintura	Bebe una taza 3 veces al día
	Equiseto (*Equisetum arvense*)	tallo estéril después de fructificar	cocimiento	
	Llantén (*Plantago lanceolata*)	hojas	jarabe	Haz alternando capas de hojas (frescas) y azúcar de caña. Impregna por 12 horas, cubierto. Cuela y usa. Refrigera.
	Sándalo (*Santalum album*)	médula	aceite	2 gotas en media taza de agua caliente, haz gárgaras.
	Anagalis (*Pimpernella magna*)	raíz	*limpia*, fresca o seca	Mastícala.
	Rábano picante (*Cochlearia armoracia*)	raíz	rallada	Aplica en la parte externa de la garganta y mantén caliente con una tela y cubierta con plástico. Una parte de rábano picante y 2 de zanahoria.
	Zanahoria (*Daucus carota*)	raíz	rallada	
	Serbal (fresno de montaña) (*Sorbus alicuparia*)	fruta, seca	como es	Mastica para garganta irritada y amigdalitis.

Infecciones	Plantas terapéuticas	Parte de la planta empleada	Forma que se usa	Método
Cistitis	Lino (*Linum usitatissimum*)	semilla (linaza)	cocimiento	Una cucharada por 600 ml de agua de manantial. Hierve a fuego bajo por 10 minutos. Cuela y bebe según se requiera (se puede añadir jugo de limón fresco si se desea).
	Milenrama (*Achillea millefolium*)	planta	tintura	10 gotas en una taza de agua caliente, según se necesite.
Tos ferina	Margarita mayor (*Leucanthemum vulgare*)	planta	infusión, fresca o seca	Bebe a tragos todo el día. Se puede endulzar con miel, si se desea.
Parásitos				
Impétigo	Escabiosa (*Scabiosa columbaria*)	planta	cocimiento o tintura	Da un toque 6 veces al día. Usa un aplicador nuevo y limpio cada vez. Hierve todas las toallas. Aplica como cataplasma al área afectada. Cambia todos los días, antes de acostarte.
	Llantén (*Plantago lanceolata*)	hoja	fresca, macerada	
Sarna	Escabiosa (*Scabiosa columbaria*)	planta	cocimiento o tintura	Da un toque 3 veces al día.
	Oruga (*Hesperia matronalis*)	hojas	como verdura	Come gran cantidad de esta verdura rica en azufre cuando sea temporada.

Fórmulas y problemas específicos

Parásitos	Plantas terapéuticas	Parte de la planta empleada	Forma que se usa	Método
	Flores de azufre (de una farmacia)	polvo de roca	ungüento	Mezcladas con manteca clarificada o de cerdo hasta que esté firme. Aplica todas las noches y cubre.
Tiña	Licopodio (*Lycopodium clavatum*)	planta, seca y en polvo	cataplasma	Haz una pasta con yogur y flores de azufre.
	Escabiosa (*Scabiosa columbaria*)	planta	cocimiento o tintura	Aplica 3 veces al día.
	Celidonia (*Chelidonum majus*) (Nota: La violeta de genciana, un tinte de anilina, *siempre* funciona para parásitos externos e infecciones por hongos.)	raíz	tintura	Usa la tintura para hacer un ungüento con grasa de origen animal.
Afta Ve dieta para Candidiasis	Enebro (*Juniperus comunis*)	fruta	aceite	Aplica puro.

Parásitos	Plantas terapéuticas	Parte de la planta empleada	Forma que se usa	Método
	Milenrama (*Achillea millefolium*)	planta	infusión o tintura	Bebe la infusión. Lava el área con una cucharadita de tintura en media taza de agua caliente.
	Violeta de genciana, como arriba			
Prurito vaginal (comezón)	Escabiosa (*Scabiosa columbaria*)	planta	baño o compresa	
	Zarzamora (*Rubus villosus*)	hojas	baño o compresa	
Ascárides	Arándano (*Vaccinium myrtillus*)	hoja	cocimiento	Bebe una taza 3 veces al día.
	Ajo (*Allium sativum*)	raíz, cruda	sándwiches	Come grandes cantidades todos los días, hasta que se eliminen los gusanos.
	Abrótano (*Artemisia abrotanum*)		hoja infusión o cocimiento	Una taza 3 veces al día, según se necesite.
Solitaria	Aceite de ricino (*Ricinus communis*)	planta	aceite	Ayuna 24 horas. Bebe 4 cucharadas.
	Aceite de nuez (*Juglans regia*)	nueces	como arriba	como arriba

Fórmulas y problemas específicos

Parásitos	Plantas terapéuticas	Parte de la planta empleada	Forma que se usa	Método
	Tanaceto (*Tanacetum vulgare*)	semilla	infusión cargada	Toma una cucharadita en agua caliente, una taza antes del desayuno todos los días.
	Ajenjo (*Artemisia absinthium*)	semilla		
Oxiuros	Ajo (*Allium sativum*)	raíz	crudo en sándwiches	Come grandes cantidades de dientes crudos y picados.
	Lavanda (*Lavandula officinalis*)	flor	aceite	Tres gotas en media taza de agua caliente antes del desayuno, todos los días.
	Tanaceto (*Tanacetum vulgare*)	semilla	infusión cargada	Una cucharadita en una taza de agua caliente antes del desayuno, todos los días.
	Ajenjo (*Artemisia absinthium*)	semilla		
	Potentila (*Potentilla anserina*)	planta	cocimiento	Una taza todos los días antes del desayuno.
	Tomillo (*Thymus vulgaris*)	hoja	cocimiento	como arriba
Piojos y liendres	Sábila	gel o savia	como es	Frota bien en el cabello. Deja por 30 minutos antes de lavar.

Curación con hierbas

Parásitos	Plantas terapéuticas	Parte de la planta empleada	Forma que se usa	Método
	Clavo (*Eugenia caryophyllata*)		aceite	como arriba
	Lavanda (*Lavandula officinalis*)		aceite	Frota bien en el cabello. Deja por 30 minutos antes de enjuagar.
	Eucalipto (*Eucalyptus globulus*)		aceite	como arriba
	Tomillo (*Thymus vulgaris*)		aceite	como arriba
Repelentes de insectos	Tanaceto (*Tanacetum vulgare*)	hojas secas	atadas en manojo	Enciende el extremo bien atado de hojas. Apaga la flama y deja que arda sin llama. Nota: No dejes sin cuidar.
	Saúco (*Sambucus nigra*)	hojas secas		
	Menta (*Mentha piperita*)	planta, fresca		Cuelga manojos de tallos y hojas de menta fresca en la habitación.
	Haba de las Indias	flores	en un vaso	Arregla vasos de haba de las Indias en la habitación.
Reproducción femenina	Frambuesa (*Rubus idaeus*)	hoja	infusión	Bebe para remplazar todas las demás bebidas durante el día. Muy recomendado en el embarazo.

Fórmulas y problemas específicos 135

Reproducción femenina	Plantas terapéuticas	Parte de la planta empleada	Forma que se usa	Método
Dolores menstruales (para relajar y dar tono a los músculos)	Milenrama (*Achillea millefolium*)	planta	tintura	Dosis estándar
Periodos dolorosos (dismenorrea)	Tanaceto (*Tanacetum vulgare*)	flores	tintura	Como arriba. (Nota: No tomes por más de una semana).
Tensión premenstrual	Milenrama (*Achillea millefolium*)	planta	infusión	Bebe para aliviar.
Periodos retrasados Periodos dolorosos Sangrado entre periodos (metrorragia)	Avena (*Avena sativa*)	semilla, planta (paja)	baño	Baño de asiento caliente por 20 minutos.
Prevenir abortos	Frambuesa (*Rubus idaeus*)	hoja	infusión	Bebe con frecuencia en lugar de cualquier otra bebida.
	Verbena (*Verbena officinalis*)	hoja	infusión	Como arriba
Embarazo (*ve la página 113*)				

Capítulo once
Estudios de casos

Caso uno

Bronquitis aguda

En 1977, tuve el caso de un hombre con bronquitis aguda, con tos e irritación estomacal.

Remedio

A un litro de agua de manantial añadí 2 cucharadas de linaza. Se hirvió a fuego bajo por 10 minutos, se coló y empleó para hacer una infusión de 25 g de tomillo y 25 g de borraja seca; suficiente para 2 días. (Se puede endulzar con miel, si se desea.) El paciente bebió a sorbos la infusión a intervalos durante el día.

El paciente bebió un vaso de vino de flor de saúco al acostarse y se alimentó con caldos de huesos y verduras y grandes cantidades de jugos de frutas de verdad. (No refrescos de jugos ni bebidas carbonatadas, de sabor artificial. Además, evita pan, azúcar y productos lácteos.)

Resultado

El paciente volvió a trabajar en una semana, sin síntomas.

Caso dos

Carnero con úlceras

Esta familia de haberse impresionado por lo anterior, ya que dos meses después, me pidió que tratara su carnero, para el que habían llamado al veterinario en tres ocasiones. Cada vez administró antibióticos para las llagas ulcerosas en las patas delanteras del carnero. Este medicamento no tuvo efecto y en la cuarta visita del veterinario les recomendó que enviaran el carnero al mercado y lo vendieran. Nunca vi el animal, pero hablé sobre el tratamiento por teléfono. Sabía que la madre del hombre tenía grandes cantidades de *Vinca minor* en su jardín y que él tenía consuelda en el suyo.

La herida empezó en el pie... aunque no era pudrición de la pata, y subió hasta la primera articulación. Tres agujeros estaban emitiendo una secreción con pus y que no querían curarse. El carnero estaba en un cobertizo, incapaz de bajar la pata al suelo y no comía.

Remedio

Cataplasma de hierba doncella (Vinca) macerada (cruda), las hojas y miel se pusieron en el área afectada por 24 horas, seguida por cataplasma de raíz finamente picada de consuelda y miel. La cataplasma se cambió cada 24 horas.

Resultado

Después de quince días, el carnero estaba usando la pata, las heridas habían curado y estaba pastando de nuevo con sus ovejas.

Caso tres

Herpes facial

Un vecino, que tenía tres herpes faciales grandes en el labio inferior me llamó. Su médico había recetado un ungüento que se suponía iba a impedir que las llagas se extendieran después de que apareció la primera. Era obvio que no había funcionado.

Remedio

Hice una infusión de 7 hojas de trébol de pantano en media taza de agua hirviendo. Cuando se enfrió, se aplicó como enjuague. Le dije que hiciera esto 3 veces al día, lo cual llevó a cabo.

Resultado

En menos de veinticuatro horas pudo estirar el labio sin dolor y la inflamación se había reducido. Las costras desaparecieron en un par de días.

Caso cuatro

Furúnculos y llagas infectadas

Cuatro años después, nuestra hija más joven vino a casa después de pasar un mes con amigas. En la parte frontal del tobillo izquierdo tenía un furúnculo grande, rodeado por un anillo de pequeños furúnculos secundarios. En el pie derecho, la uña del segundo dedo se estaba desprendiendo y estaba infectada en donde se lo había aplastado contra algo. Tenía una llaga de muy mala apariencia en el borde del orificio izquierdo de la nariz y varias llagas infectadas en el borde de la oreja derecha y bajo el lóbulo. ¡Se veía mal!

La amiga con que se había quedado había obtenido algo de ungüento de malvavisco y flor de saúco de una herbolaria y lo había estado usando. Mi hija tenía un poco de fiebre y su ánimo era bajo, ¡como era de esperar! Lavé todas las llagas con agua salina caliente y puse algo del ungüento de la herbolaria en el furúnculo, se tomó dos aspirinas solubles y se fue a la cama.

En la noche diseñé una estrategia. Su escuela empezaba diez días después. Me planteé la tarea de que se recuperara por completo para ese día. Era claro que la sangre no estaba bien y su cuerpo no se estaba limpiando en forma adecuada desde el interior. Teníamos que tratar tanto el interior como el exterior.

Remedio

Como la carne dentro de los párpados era roja, no parecía estar anémica, pero, de todos modos, un tónico parecía buena idea. Utilizamos un multivitamínico comercial líquido 3 veces al día. También le di un sándwich de mi propio pan, con un diente de ajo picado, una cucharadita de aceite de germen de trigo (vitamina E para la piel), y una cucharadita de miel de panal. Se comió este sándwich 3 veces al día por los siguientes 10 días.

A pesar de la advertencia de no comer ajo crudo cuando se toman preparaciones homeopáticas, comencé a darle dosis alternas de *Sílica* 6x (para fomentar la secreción de pus) y *Calc Fluor* 6x (para aliviar los furúnculos). Eran Sales de Tejido de Schuessler, uno u otro cada hora, cada uno seis veces al día. Utilice agua oxigenada diluida, goteando y permitiendo que formara espuma en las áreas infectadas y una cataplasma de raíz de consuelda picada (pelada) y miel de abeja en el furúnculo y en la uña del pie. Lo hicimos en la mañana y de nuevo en la noche.

Repetimos todo al día siguiente, pero se estaba formando un nuevo furúnculo en el empeine izquierdo. Puse una cataplasma de Vinca picada y miel de panal. Vendé todo dos veces, pero dejé la Vinca por 24 horas.

Para el siguiente día, ella estaba más estable en lo emocional y recuperada de su fatigoso viaje a casa. Repetí todo dos veces. Su dedo aún no estaba respondiendo y el furúnculo del empeine se abrió después de lavarlo con agua oxigenada. Puse Vinca en ambos. Las llagas de las orejas ya estaban secas y se estaban formando cicatrices saludables.

Durante la noche, aumentó la inflamación del empeine, aunque el furúnculo se estaba drenando. La inflamación estaba subiendo por el pie, haciendo imposible caminar. Todas las dosis se repitieron, pero cambiadas, alternando Sales de Tejido con *Sílica* 6x 12 veces al día.

Al día siguiente, la inflamación del empeine se había reducido mucho y la del dedo había desaparecido. Una nueva erupción en su oído se corrigió con agua oxigenada. En la mañana, sólo puse Vinca en el empeine; el ungüento de saúco y malvavisco en el dedo; el ungüento de consuelda en la cicatriz del furúnculo del tobillo. Para la noche, todo había mejorado mucho. Dejé la cicatriz del tobillo sin vendaje después de lavarla. Puse el ungüento de flor de saúco y malvavisco en el empeine, y lo cubrí con un vendaje seco. Mi hija fue muy valiente, ya que se sacó la uña del dedo del pie con unas pinzas estériles; le di 2 dosis de Remedio de Rescate después. Para este momento, las cicatrices de la oreja estaban secas y la llaga de la nariz se había curado.

Cinco días después de su vuelta, la inflamación en el empeine casi había desaparecido, con un poco de supuración durante la noche. Después de lavar con el agua oxigenada, puse ungüento de flor de saúco y malvavisco y un emplasto a prueba de agua. En el dedo del pie, puse gasa y los mismos ungüentos. En ese momento era capaz de caminar a saltos. Sólo lavé la cicatriz del tobillo... se estaba formando la costra.

En la noche del mismo día, repetí todos los enjuagues y vendajes. Usó muletas y caminó mejor.

El siguiente día, continuamos con todas las dosis, el tobillo y la planta del pie estaban curándose bien, se estaba desprendiendo la piel blanca muerta de la planta del pie.

Volví a alternar *Sílica* 6x y *Calc Flour* 6x al día siguiente. En la mañana, lavé y vendé el dedo y la planta del pie y en la tarde lavé pero no vendé el dedo ni la planta del pie.

En el octavo día, lavé el dedo y la planta del pie. Usé sólo una pequeña cantidad de vendaje para proteger contra otra infección. Tenía una nueva erupción en uno de sus agujeros para aretes del oído izquierdo y una pequeña en el lado interno de la rodilla derecha. Los lavé y puse ungüento como antes y un emplasto.

Para el noveno día, todas las nuevas erupciones se habían debilitado. Usé enjuagues de agua oxigenada en la mañana y en la tarde, pero sin vendajes. Todas las dosis se continuaron.

Mis anotaciones para esta historia de caso terminan con lo siguiente:

'¡La dificultad que surge ahora es lograr que una chica de trece años de edad, la cual está muy recuperada, continúe con las dosis internas y se abstenga de ponerse aretes de metal común en los agujeros a medio curar!'

Resultado

Mi hija volvió a la escuela como se planeó el primer día totalmente recuperada y no tuvo recaídas. Atribuyo tanto de esta recuperación a los cuidados como a los remedios. Lavar y vendar las heridas es vital todos los días.

Existen muchas historias de casos en mi libro de anotaciones, no todas ellas relacionadas con remedios herbales. Es interesante leerlos de nuevo y ver que muestran una mayor confianza y éxito conforme pasaban los años. Espero que estos ejemplos sirvan para inculcarte confianza y ánimo, si sientes que es el momento para buscar remedios que no tengan 'efectos secundarios' y volver a tomar la responsabilidad por tu bienestar.

Lecturas recomendadas

Alexandersson, Olof, *Agua Viva*, Suecia: Gateway Books 1976.

Barnard, Julian y Martina, *Las Hierbas Curativas de Edward Bach*, Hereford: Bach Educational Programme 1988.

Fitter, Fitter y Blamey, *Las Flores Silvestres de Inglaterra y el Norte de Europa*, Londres: Collins 1974.

Gerber, Richard, *Medicina Vibracional*, Santa Fe, Estados Unidos: Bear & Co. 1988.

Grieve, Señora M., *Un Herbario Moderno*, Londres: Penguin 1980.

Gurudas, *Esencias Florales y Curación Vibracional*, California, Estados Unidos: Cassandra Press 1983.

Hanh, Thich Nhat, *La Paz es Cada Paso*, Londres: Rider 1991.

Holmes, Peter, *La Energía de las Hierbas Occidentales*, Boulder, California, Estados Unidos: Artemis Press 1989.

Sociedad de la Cruz Roja Irlandesa y la Orden de Malta, *Manual de Primeros Auxilios*, Dublín: Irish Red Cross Society 1990.

Kloss, Jethro, *De Vuelta al Edén*, California, Estados Unidos: Woodbridge Press 1939.

Lust, John, *El Libro Herbal*, Londres: Bantam Books 1974.

Mességué, Maurice, *Secretos de Salud de Plantas y Hierbas*, Londres: Pan Books 1981.

Ni, Maoshing, *El Clásico de Medicina del Emperador Amarillo*, Boston, Mass: Shambhala 1995.

Peat, F. David, *Física de los Pies Negros*, Londres: Fourth Estate 1995.

Scallan, Christine, *Curas Herbales Irlandesas*, Dublín: Gill & Macmillan 1994.

Singhal, G. D., y Patterson, T. J. S., *Sinopsis del Ayurveda*, Delhi: Oxford University Press 1993.

Siegel, Bernie, *Paz, Amor y Salud*, Londres: Rider 1990.

Siegel, Bernie, *Vivir, Amar y Curar*, Londres: Aquarian Press 1993.

Treben, Maria, *La Salud Mediante la Farmacia de Dios*, (22ª edición) Austria: Ennsthaler 1994.

Tse, Lao, *Tao te Ching*, Alderson: Wildwood House 1993.

Vogel, doctor H. C. A., *El Médico Natural*, (50ª edición) Edimburgo: Mainstream Publishing 1989.

Weed, Susun S., *Sagacidad Curativa*, Nueva York: Ash Tree Publishing 1989.

Weed, Susun S., *Los Años Menopáusicos, El Camino de la Mujer Sabia*, Nueva York: Ash Tree Publishing 1992.

Westwood, Christine, *Aromaterapia, Una Guía para el Uso Casero*, Dorset: Amberwood Publishing 1991.

Wright, Machaelle Small, *Programa de Asistencia Médica*, Virginia, Estados Unidos: Jefferson 1994.

Zysk, Kenneth G., *Ascetismo y Curación en la Antigua India*, Delhi: Oxford University Press 1991.

Índice

accidentes 114-115
aceite con medicamento 92
aceites 82-83
   con medicamento 93
acupuntura 27
afta 54-55
agua oxigenada 21, 38
agua 81-82, 97-89, 100-101
alcohol 85, 96-97
almacenamiento 80-81
América 25-26
   medicina herbal 28-30, 31
anafilaxia 37-38
antibióticos 32, 37, 51, 52, 69
   alternativas herbales 38
aplicaciones 97-98
atención amorosa y tierna 69
Ayurveda 7, 26, 83

Bach, doctor Edward
baños 88-89
Barnard, Julian y Martine 12, 99
belladona 31
Botiquín de Primeros Auxilios 22-23
bronquitis 104, 137
brujas 33-34

Caisse, Rene 108
cáncer 61-67
   investigación 63-64
   tratamiento 64-65
   tratamientos ortodoxos y no ortodoxos 65-67
Candida albicans 56-58

Candidiasis 50-59
   administración indirecta de medicamentos 52-53
   definición 50-51
   síntomas 53-56
   sistema endocrino 51-52
   tratamiento con dieta 56-59
Cannabis sativa 67
cataplasma para hernia 105-107
cataplasma para tejido de cicatrización 107
cataplasma 95-96, 105-107
cera de abeja 86
chakras, sistema de 51-52
China 7
   herbolaria 26-28
   medicina tradicional 26
cistitis 55
cocimiento 91-92, 97
comida rápida 10
compresa 89
contaminación 17-19, 42-44
contexto 14-17
cosecha 41-47
   cómo cosechar 45-46
   cuándo cosechar 44-45
   dónde cosechar 42-44
   qué seleccionar 41-42
   secado 46
crema 90-91
cuidados 69-78
   enfermedades infecciosas 73-74
   fiebre 71-73
Culpeper 30, 34
cultura dominante 33-34

definiciones 87-88
deshidratación 71-73
diagnóstico 11-12
diarrea 56, 128-129
dieta
  en embarazo 113
  para pacientes en cama 74-76
  y candidiasis 56-59
  y medicina 19
digitalis 31
dosis 97-98

embarazo 113
enfermedades infecciosas, cuidados 73-74
Essiac 66-67, 108
esterilización 79-80
esteroides 37, 51-53, 69
estreñimiento 55-56, 75-76
estudios de casos 137-143
Europa, medicina herbal 30-31

fibras naturales 70-71
fiebre, cuidados 71-73
fórmulas 103-111
furúnculos 115-116, 139-140

gabinete de medicinas 22
Galeno 30, 34
Gerard 30, 34
grasas 83-85
Grieve, señora M. 34-35

***h**erbario Moderno, Un* (Grieve) 34-35
herbolaria medieval 31
herpes facial 139
herramientas 79-81
hierbas, *ve también*
  cosechar
    almacenamiento 80-81

  recipientes esterilizados 79-80
higiene 69, 76-77
homeopatía 23, 35
hormonas 51-52
Hurwitz, Jerard 63, 64

India 7, 30-31, 51-52, 76-77
Indicadores de UV 43-44
infecciones por hongos 54-55
infecciones 127-130
infusión 54, 82, 91-92, 97-98
inhalaciones 92-93
'intención' 13-14
investigación médica 31-33

jarabes 85-86, 96
Jood's Jollop 104-105
juramento hipocrático 19

leche 73
libro de anotaciones 23
liquen 43-44
loción 90-92

llagas infectadas 139-143

medicamentos, administración indirecta 52-53
medicina herbal
  barrera de confianza 10-11, 21
  civilización y agresión 17-19
  cómo administrar el tratamiento 69-78
  como forma de obtener el poder 9-10
  condiciones tratables con 49-67, 114-135

contexto 14-17
especialización y
 divisiones 20-22
'intención' 13-14
orígenes 25-36
razones 7
remedios florales 12-14
y homeoterapia 35
y naturaleza 7-8
medicina ortodoxa
 crecimiento de la cultura
  dominante 33-35
 diferencia con el
  tratamiento no
  ortodoxo 65-67
 fracaso 8-9
 industrialización 31-33
 necesidad de alternativas
  37-40
 tratamiento del cáncer
  61-63
 y herbolaria medieval
  31
medidas de pesos y
 volúmenes de boticarios
 112
morfina 31-32
moxibustión 27
muebles para secar las
 plantas 46-47

Nelson 12

Paracelso 30
Paraguay 32-33
parásitos 130-134
penicilina 32, 33, 37-38
pesos y medidas 112
píldora anticonceptiva 32
plantas protegidas 41-42

qi, naturaleza del 27-28
quimioterapia 32, 62-63, 65

radioterapia 32, 63, 65
reacciones alérgicas 37-38
Remedio de Cinco Flores
 12-13, 23
 candidiasis 53-54
Remedio de Rescate 12-13,
 21-22, 23, 99
 en candidiasis 53-56
remedios florales 12-13,
 99-102
 método de ebullición
  102
 método solar 99-101
reproducción femenina
 134-135

Sarampión 73
semilla hibridizada 39
SIDA 50, 62
signos del zodiaco 34
sistema endocrino 51-52
sistema inmune 50, 108-
 111
sustancias químicas,
 efectos 88-40

tintura 36, 85, 96-97
trastornos 115-127
tribu Ojibwe 108

úlceras 138
ungüento 94-95

Varita mágica 82
ventilación 77
verduras marinas 89
visitas del médico 77

OTROS TÍTULOS

Curación con Aceites Esenciales

Curación con Ayurveda

Curación con Colores

Curación con Cristales

Curación con Hierbas

Curación con Homeopatía

Curación con Meditación

Curación con Osteopatía

Curación con Reflexología

Curación con Shiatsu

Curación con Terapia Nutricional

NOTAS

NOTAS

NOTAS

NOTAS

NOTAS

NOTAS

NOTAS

NOTAS

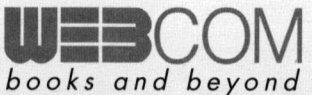